Wafa Dahmani
Nour Elleuch
Hanène Jaziri

# Doença celíaca e qualidade de vida

Wafa Dahmani
Nour Elleuch
Hanène Jaziri

# Doença celíaca e qualidade de vida

ScienciaScripts

**Imprint**



Cover image: www.ingimage.com

This book is a translation from the original published under ISBN 978-620-6-72513-8.

Publisher:
Sciencia Scripts
is a trademark of
Dodo Books Indian Ocean Ltd. and OmniScriptum S.R.L publishing group

120 High Road, East Finchley, London, N2 9ED, United Kingdom
Str. Armeneasca 28/1, office 1, Chisinau MD-2012, Republic of Moldova, Europe
Printed at: see last page
**ISBN: 978-620-0-31684-4**

Conteúdo

# 1 INTRODUÇÃO

A doença celíaca (DC) é uma enteropatia autoimune causada por inflamação intestinal desencadeada pela ingestão de glúten em gënës prëdispostos(1).

A sua apresentação clínica é protëiforme, sendo o seu quadro clássico de diarreia crónica com uma síndrome de deficiência suplantado por uma vasta gama de manifestações digestivas e extra-digestivas do tipo mais perturbador(2).

Outrora considerada uma doença rara, a DC é agora reconhecida como uma doença comum, afectando cerca de 1% da população mundial (3).

Na Tunísia, há falta de dados epidemiológicos sobre a DC, que sugerem uma prevalência de cerca de 0,7% em adultos (4) e entre 0,5 e 1% em crianças (5). Além disso, alguns estudos sugerem que a sua prevalência é semelhante à observada noutros países mediterrânicos, variando entre 0,3 e 0,6% (6).

Pode ocorrer em qualquer idade, com dois picos de frequência: em crianças com idades compreendidas entre os 6 meses e os 2 anos e em adultos com idades compreendidas entre os 30 e os 40 anos (7). A relação entre os sexos masculino e feminino é de 1:2 a 4, sendo geralmente registada uma predominância do sexo feminino (8,9).

O tratamento da DC continua a ser exclusivamente dietético, baseado numa dieta rigorosa sem glúten (GFD) para toda a vida (10).

O seu prognóstico depende principalmente do desenvolvimento de complicações, em particular osteoporose e malignidade, que ocorrem na maioria dos casos devido à má adesão à TFG (11-13).

Por um lado, devido aos seus sintomas e, por outro, devido aos constrangimentos associados à SGB, a DC pode ter um impacto considerável na qualidade de vida (QdV) dos doentes (14). Com efeito, as diferentes manifestações que podem acompanhar esta doença, desde a diarreia crónica até à anemia ferropénica e à esterilidade primária inexplicada, podem ter um impacto importante na vida quotidiana dos doentes com DC. Isto é tanto mais verdade quanto a doença é frequentemente diagnosticada tardiamente, meses ou mesmo anos após o início dos sintomas. A adesão à dieta alimentar pode também revelar-se restritiva e ter um impacto considerável na qualidade de vida dos celíacos. A necessidade de seguir uma dieta rigorosa sem glúten pode não só limitar largamente as escolhas alimentares dos doentes, mas também limitar as oportunidades de socialização à volta das refeições, afectando assim a sua vida social, o que, por sua vez, pode alterar o equilíbrio psicológico dos doentes (15,16). Para além disso, o custo mais elevado dos alimentos sem glúten e a necessidade de verificar constantemente os rótulos dos produtos podem representar um encargo financeiro e mental adicional para os doentes. Estes factores combinados podem contribuir para uma alteração significativa da QdV dos doentes com DC.

Assim, a avaliação da QdV durante a DC é de grande importância. É um meio não só de avaliar o impacto da doença, mas também de promover a colaboração do doente na gestão da sua condição, o que pode levar a um melhor cumprimento das BPF.

Existem numerosos questionários sobre a qualidade de vida, alguns dos quais se destinam especificamente aos doentes celíacos. Estes questionários específicos permitiriam destacar os diferentes domínios da QdV afectados pela DC, bem como a intensidade do seu impacto na vida dos doentes.

Tanto quanto sabemos, não foi efectuado nenhum estudo tunisino sobre este assunto em doentes celíacos.

É neste sentido que nos propusemos, através deste trabalho, a :

- Avaliação da QVRS durante a DC.
- Determinar os factores associados à deterioração da QdV em doentes com DC.

# 2 MATERIAIS E MÉTODOS

## 1. TIPO DE ESTUDO :

Este é um estudo transversal com um objetivo analítico, ëtalëe durante um período de 3 meses, de outubro a 31 de dezembro de 2023.

## 2. POPULAÇÃO DO ESTUDO :

### 2.1. ESCOLHA DA POPULAÇÃO

Escolhemos como população-alvo os membros da Association Tunisienne de la Maladie Creliaque (ATMC), a fim de obter uma amostra representativa em termos de membros e de distribuição regional. Esta é a única associação nacional com mais de 6000 membros de todas as regiões do país. Foi obtido um acordo telefónico prévio do presidente da associação.

### 2.2. CRITÉRIOS DE INCLUSÃO :

Foram incluídos no nosso estudo os doentes:

- Maiores de 18 anos.
- Autorizado.
- Portadores conhecidos de DC durante pelo menos 12 meses (HëЫ! jugë mínimo necessário para poder avaliar o impacto na vida quotidiana).

O diagnóstico de DC é auto-relatado e confirmado por provas serológicas e histológicas para todos os membros da ATMC.

### 2.3. CRITÉRIOS DE NÃO-INCLUSÃO :

Os doentes não foram incluídos no nosso estudo:

- Sofrer de uma doença crónica grave que possa ter um impacto na qualidade de vida (insuficiência renal crónica, cirrose, insuficiência cardíaca).

### 2.4. CRITÉRIOS DE EXCLUSÃO :

Os doentes foram excluídos do nosso estudo:

- Não preencheu todo o questionário.

## 3. RECOLHA DE DADOS :

Os dados foram recolhidos através de um questionário digital na plataforma Google forms.

O questionário foi distribuído por correio eletrónico a partir de 01/10/2023. Os endereços de correio eletrónico dos pacientes-alvo foram obtidos contactando-os através do grupo oficial da ATMC na rede social Facebook.

Posteriormente, foram enviados dois avisos em 01/11/2023 e 01/12/2023.

O questionário era composto por 55 perguntas, preenchidas em cerca de 08 minutos. Estava dividido em 3 partes, como se segue:

### 3.1. PRIMEIRA PARTE: (ANEXO I)

A primeira parte do questionário dizia respeito às caraterísticas sociodemográficas, anamnésticas e clínicas dos pacientes, incluindo :

#### 3.1.1. Caraterísticas sócio-demográficas :

- Idade
- O género
- Ambiente de vida: urbano ou rural
- Nível de ensino: ensino primário, secundário ou universitário

> Estado civil: solteiro, casado, divorciado ou viúvo.

> O nível socioeconómico (NSE).

#### 3.1.2. Hábitos de vida :

> Fumar

#### 3.1.3. Antecedentes patológicos e comorbilidades:

> Antecedentes familiares (ATCD) da DC

> História pessoal de doenças auto-imunes associadas à DC.

#### 3.1.4. História da doença :

> A era da descoberta da CD.

> A duração da doença.

### 3.2. SEGUNDA PARTE:

A segunda parte do questionário foi dedicada à avaliação da adesão à dieta rica em glúten. Para uma avaliação objetiva, utilizámos uma pontuação válida para classificar os doentes de acordo com o seu nível de adesão à dieta gastrointestinal: a ***pontuação de adesão à dieta sem glúten de Biagi (pontuação de Biagi)*** (**Anexo II**).

### 3.3. TERCEIRA PARTE :

> A última parte foi dedicada à avaliação da QdV.

Para o efeito, utilizámos dois questionários válidos em árabe:

> Um questionário genérico: o SF-12 **(Anexo III)** .

> Um questionário específico: o Creliacdisease questionnaire (CDQ) **(Anexo IV).**

## 4. DEFINIÇÃO OPERACIONAL DAS VARIÁVEIS :

### 4.1. O NÍVEL SOCIOECONÓMICO :

Um NSE é considerado baixo, médio ou alto, consoante o rendimento mensal do agregado familiar:

> Baixo, se o rendimento for inferior a 500 dinares tunisinos (TND) por mês.

> Médio se o rendimento se situar entre 500 e 1500 TND por mês.

> Hleve se o rendimento for superior a 1 500 TND por mês.

### 4.2. PONTUAÇÃO DE LE BIAGI :

Trata-se de uma pontuação validada com base num questionário que avalia as estratégias utilizadas pelos doentes para evitar a ingestão involuntária de glúten (17,18). Fornece uma pontuação final em cinco níveis (0 - IV), que, de um ponto de vista clínico, podem ser agrupados em três níveis, como se segue:

> ***0 e I***: Sem acompanhamento pelo RSG

> П :Acompanhamento do RSG, mas com erros significativos que precisam de ser corrigidos

> ***Het W***: Controlo rigoroso do RSG.

### 4.3. O SF-12 :

Este questionário é a versão curta do SF-36 (19). É composto por 12 perguntas, divididas em 8 dimensões, correspondendo cada uma delas a um aspeto diferente da saúde:

- Atividade física
- Vida social
- Dores físicas
- Perda de saúde geral
- Vitalidade
- Limitações devidas ao estado mental
- Limitações devidas à condição física
- Saúde mental

Estas dimensões são combinadas para calcular duas sub-pontuações:

- Um sub-escore físico de HRQoL.
- Um sub-escore de HRQoL mental.

A pontuação total e cada uma das subpontuações variam entre 0 e 100.
Uma pontuação inferior a 40 define uma QVRS alterada para a dimensão em questão (20).
Neste estudo, utilizámos a versão árabe do questionário após obtermos o acordo do autor (21).

### 4.4. O CDQ :

Trata-se de um questionário auto-administrado para avaliar a QV dos doentes com DC, concebido por Hauser et al. em 2007 (22). É composto por 28 perguntas para avaliar 4 domínios:

- Emoções.
- Problemas sociais.
- Sintomas gastrointestinais.
- Preocupações (relacionadas com a doença e o RGE)

Cada domínio é composto por sete perguntas, cada uma delas pontuada numa escala Liekert de 1 a 7. A pontuação para cada domínio varia de 0 a 49 pontos, com uma pontuação total entre 0 e 196.
Quanto mais baixa for esta pontuação, mais alterada está a QdV.
Até à data, não foi estabelecido um limiar claro para dicotomizar as pontuações do CDQ.
Utilizámos a versão árabe do questionário, validada numa população marroquina; o acordo do autor foi obtido previamente (23).

## 5. ANÁLISE ESTATÍSTICA DOS DADOS :

Os dados foram introduzidos e analisados com recurso ao software SPSS versão 26.0.

### 5.1. ESTUDO DESCRITIVO :

Foram calculadas frequências e percentagens para as variáveis qualitativas, bem como médias, desvios-padrão, medianas, intervalo interquartil [percentil 25 - percentil 75] e intervalo de valores extremos para as variáveis quantitativas, de acordo com a normalidade destas variáveis.

### 5.2. ESTUDO ANALÍTICO :

**Análise univariada:**

- Para comparar duas médias, foi utilizado o teste t de Student para as variáveis quantitativas que seguem uma distribuição normal e são homogéneas. Quando a distribuição não é normal, a comparação foi efectuada através do teste U-Man-Whitney.

> Para comparar as percentagens, utilizámos o teste do Qui-quadrado, se todos os números teóricos fossem maiores ou iguais a 5, e o teste exato de Fisher, no caso de um estudo da relação entre duas variáveis qualitativas binárias com pelo menos um número teórico calculado inferior a 5.

> A relação entre duas variáveis quantitativas foi estudada utilizando o coeficiente de correlação de Pearson. O coeficiente de correlação "r" varia entre -1 (correlação negativa: quanto maior é uma variável, menor é a outra, e vice-versa) e +1 (quanto maior é uma variável, maior é a outra, e vice-versa), passando por zero = ausência de correlação. A significância corresponde ao "p": se $p < 0,05$, então o "r" é significativamente diferente de zero: assim, consoante seja positivo ou negativo, existe uma correlação positiva ou uma correlação negativa estatisticamente significativa. Em todos os testes estatísticos, o nível de significância foi fixado em 0,05.

❖ A associação entre as variáveis explicativas e as variações dos vários scores (score total, scores em cada domínio) foi verificada utilizando estes últimos como variáveis quantitativas contínuas.

❖ **Análise multivariada :**

> Os factores com um valor de $p < 0,2$ na análise univariada foram incluídos nos modelos multivariados, onde a regressão linear foi utilizada para identificar os factores associados à QVRS, tendo em conta os factores de confusão.

## 6. PESQUISA BIBLIOGRÁFICA :

Efectuámos uma pesquisa bibliográfica nas bases de dados da biblioteca digital global Cochrane, Google Scholar, Pubmed e Science Diret. As palavras-chave mais frequentemente utilizadas foram: Doença celíaca, impacto, dieta sem glúten, qualidade de vida.
Utilizámos o Zotero para gerir as referências que escolhemos.

## 7. REDACÇÃO DA TESE :

Para a redação da tese, adoptámos o formato IMRAD para a escrita científica, bem como as recomendações do Comité de Teses da Faculdade de Medicina de Sousse.

## 8. Considerações éticas :

Este estudo foi тепёе em conformidade com as normas éticas em investigação, nomeadamente 1 anonimato e confidencialidade dos dados. De facto, os dados pessoais recolhidos no questionário não permitiram identificar o interveniente como pessoa singular, nem direta nem indiretamente. A recolha destes dados não foi, portanto, sujeita a um quadro legal de proteção.
O consentimento informado foi obtido de todos os participantes no estudo através da inclusão de uma pergunta de "consentimento" no questionário, após uma explicação pormenorizada do interesse e do protocolo do estudo.
O sigilo médico profissional foi respeitado.
Os resultados deste estudo serão utilizados exclusivamente para fins científicos.

# 3 RESULTADOS

## *1.* ESTUDO DESCRITIVO

### 1.1. MÃO DE OBRA :

Dos **190** doentes contactados, **135** preencheram o questionário.

Destes, **31** pacientes não foram ële incluídos, distribuídos da seguinte forma:

> 11 não consentiram em participar no estudo.

> 7 tinham outras patologias crónicas que poderiam interfërer com os resultados.

> 13 tinham menos de 18 anos.

Foram excluídos quatro doentes por não terem preenchido o questionário na totalidade.

No final, o nosso estudo envolveu 100 doentes.

A figura 1 ilustra o fluxograma do estudo

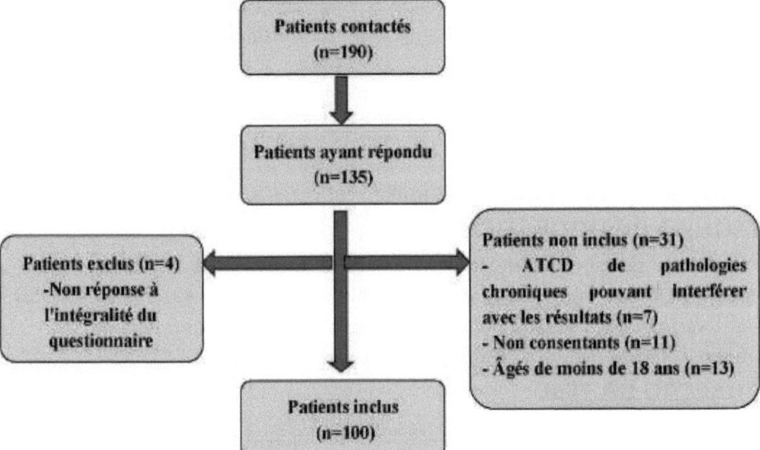


*Figura 1: Diagrama de fluxo do estudo.*

### 1.2. CARACTERÍSTICAS EPIDEMIOLÓGICAS E DEMOGRÁFICAS

#### 1.2.1. Idade :

A idade média dos doentes ël.aň 34,5 ± 9,5 anos, com os extremos a variar entre 18 e 62 anos.

A faixa etária mais representada ë a dos 26 aos 35 anos (41%) (Figura 2).

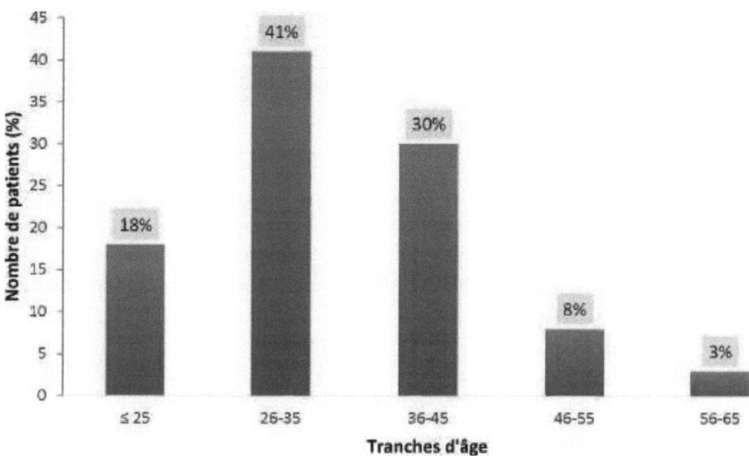


*Figura 2: Distribuição etária dos doentes*

### 1.2.2. Género:

A nossa população era predominantemente feminina (72%), com uma relação de género (masculino/feminino) de 0,39.

## 1.3. CARATERÍSTICAS SOCIOECONÓMICAS :

### 1.3.1. Estado civil :

Cinquenta doentes (50%) eram solteiros e 44 (44%) eram casados. Incluímos também 5 doentes (5%) divorciados e um doente viúvo (1%).

### 1.3.2. Nível socioeconómico :

Uma média de NSE ëtait notë em 72 pacientes (72%). Dezassete doentes (17%) tinham um NSE baixo e 11 doentes (11%) tinham um NSE ëкyë.

### 1.3.3. Nível de ensino :

O nível de escolaridade ë era universitário em 67,3% dos doentes, secundário em 23,5% e primário em 9,2%.

### 1.3.4. Habitat :

Oitenta e dois doentes (82%) viviam em zonas urbanas e 18 (18%) em zonas rurais.

## 1.4. CARATERÍSTICAS ANAMNÉSTICAS :

### 1.4.1. História familiar de doença celíaca :

Na nossa amostra, 35 doentes (35%) tinham antëcëdentes familiares de DC.

### 1.4.2. História pessoal de doenças auto-imunes:

Dos pacientes com parñclpë a l^tude, 24 (24%) tinham ATCD pessoal de doença autoimune, sendo o diabëte ë tipo 1 a doença mais comum (10%).

Os diferentes antëcëdentes pessoais de doença autoimune na população estão resumidos na Tabela I.

***Tabela I: Antecedentes pessoais de doenças auto-imunes na população estudada :***

| | Frequência (n) | Percentagem (%) |
|---|---|---|
| História pessoal de doença autoimune | 24 | 24,0 |

| Diabetes 10 | 10,0 | |
|---|---|---|
| Hepatite autoimune | 5 | 2,0 |
| Distiroidismo 09 | | 7,0 |

#### 1.4.3. Hábitos de vida :

Identificámos 22 doentes (22%) fumadores e 78 doentes (78%) não fumadores.

### 1.5. Caraterísticas clínicas :

#### 1.5.1. Idade de início da doença :

A idade mëdia de descoberta da doença na nossa população ë de 11 anos [IIQ= 2-30] com extremos que variaram de 1 a 37 anos. Cinquenta e quatro doentes tinham menos de 20 anos na altura do diagnóstico da doença.

#### 1.5.2. Duração da doença :

A duração mediana da DC foi de 21,5 anos [IIQ= 6,25-28] com extremos que variaram de 1 a 52 anos.

### 1.6. Avaliação DOS membros do RSG:

Com base na pontuação de Biagi, 73 (73%) doentes não cumpriram um RSG rigoroso (Figura 7).

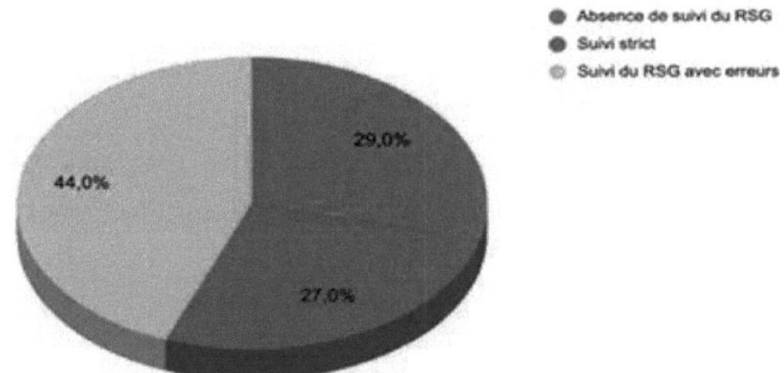


*Figura 3: Distribuição dos pacientes de acordo com a adesão ao RSG segundo o escore de Biagi*

### 1.7. Avaliação da qualidade de vida dos doentes:

#### 1.7.1. Qualidade de vida de acordo com o questionário SF12:

Todos os pacientes da amostra tinham uma pontuação global SF-12 < 40 correspondente a um HRQ aкërëe.

A HRQoL física ë1.aй mais aкërëe do que a HRQoL mental.

As pontuações médias das componentes física e mental e a pontuação média global do SF-12 são apresentadas no Quadro II.

*Quadro II: Qualidade de vida dos doentes de acordo com o questionário SF12*

| | Componente mental | Componente física | Pontuação total |
|---|---|---|---|
| **Média** | 14,33 | 12,00 | 26,00 |
| **Desvio padrão** | 2,54 | 2,29 | 4,01 |
| **Mínimo** | 6 | 7 | 13 |
| **Máximo** | 22 | 17 | 37 |

#### 1.7.2. Qualidade de vida de acordo com o CDQ :

O domínio CDQ relacionado com ëтоňorc teve a média mais baixa (27,83 ± 7,65.

As pontuações médias para as quatro dimensões do CDQ, bem como a pontuação média global, são apresentadas na Tabela III.

*Quadro III: Qualidade de vida dos doentes de acordo com o questionário CDQ*

| | Emoções | Problemas sociais | Inquiëtudes | Sintomas gastrointestinais | Pontuação total |
|---|---|---|---|---|---|
| **Média** | 27,83 | 31,38 | 29,32 | 33,43 | 123,86 |
| **Desvio padrão** | 7,65 | 9,25 | 8,90 | 8,30 | 29,57 |
| **Mínimo** | 12,00 | 11,00 | 11,00 | 13,00 | 56,00 |
| **Máximo** | 46,00 | 49,00 | 49,00 | 49,00 | 181,00 |

## *2.* ESTUDO ANALÍTICO: FACTORES ASSOCIADOS À DETERIORAÇÃO DA QUALIDADE DE VIDA

### 2.1. ANÁLISE UNIVARIADA :

#### 2.1.1. Estudo da associação entre o SF-12 e diferentes variáveis

##### *2.1.1.1. Variáveis relacionadas com os doentes:*

A análise univariada dos factores associados à pontuação do SF-12 mostrou que a pontuação do componente físico era significativamente mais baixa em :

> Mulheres em comparação com homens (11,78±2,15 versus 12,89±2,47; p=0,02).

> Os doentes com formação não universitária comparados com os com formação universitária (11,00±1,93 versus 12,60±2,28; p=<0,001).

> Os doentes que tinham uma doença autoimune associada à sua DC foram comparados com os que não tinham (11,29±1,85 versus 12,34±2,36; p=0,004).

A escolaridade não universitária também esteve associada a uma menor pontuação total no SF-12, sendo a diferença estatisticamente significativa (p<0,001).

A Tabela IV resume o impacto de diferentes factores relacionados com o doente na QdV, tal como avaliada pelo SF-12.

*Quadro IV: Impacto dos factores relacionados com o doente na qualidade de vida, avaliada pelo SF-12*

| | Componente mental | P | Componente física | P | SF-12 total | P |
|---|---|---|---|---|---|---|
| Género | | | | | | |
| Homens | 14,79±3,45 | 0,26 | 12,89±2,47 | **0,02** | 27,68±5,44 | 0,05 |
| Mulher | 15,15±2,08 | | 11,78±2,15 | | 25,93±3,35 | |
| Idade | | | | | | |
| <40 | 14,57±2,63 | 0,13 | 12,22±2,49 | 0,35 | 26,79±4,24 | 0,14 |
| >=40 anos | 13,71±2,20 | | 11,75±1,62 | | 25,46±3,56 | |
| Estado civil | | | | | | |
| Não тапё | 14,43±2,55 | 0,66 | 11,86±2,39 | 0,25 | 26,29±4,11 | 0,71 |
| Мапё | 14,20±2,54 | | 12,39±2,13 | | 26,59±4,11 | |
| Nível socioeconómico | | | | | | |
| Baixa | 14,24±2,04 | 0,75 | 11,06±1,98 | 0,07 | 25,29±2,46 | 0,41 |
| Médio e fácilë | 14,04±2,35 | | 12,05±2,10 | | 26,09±3,82 | |
| Fumar | | | | | | |

| | | | | | | |
|---|---|---|---|---|---|---|
| Sim | 14,77±2 ;26 | 0,36 | 11,94±2,18 | 0,21 | 26±14±3,99 | 0,21 |
| Não | 14 ;21±2,61 | | 12,64±2,61 | | 27,41±4,38 | |
| Nível de educação | | | | | | |
| Não universitário | 13,81±2,21 | 0,15 | 11,00±1,93 | **0,00** | 24,81±3,13 | **0,00** |
| Universidade | 14,59±2,66 | | 12,60±2,28 | | 27,19±4,29 | |
| Habitat | | | | | | |
| Urbano | 14,39±2,72 | 0,56 | 12,24±2,34 | 0,12 | 26,63±4,32 | 0,22 |
| Rural | 14,00±1,45 | | 11,29±1,89 | | 25,29±2,68 | |
| História familiar de doença celíaca | | | | | | |
| Sim | 14,60±2,79 | 0,43 | 12,29±2,21 | 0,53 | 26,89±4,33 | 0,40 |
| Não | 14,18±2,39 | | 11,98±2,33 | | 26,17±3,97 | |
| História pessoal de doença autoimune | | | | | | |
| Sim | 13,63±2,23 | 0,11 | 11,29±1,85 | **0,04** | 24,92±3,33 | **0,03** |
| Não | 14,55±2,60 | | 12,34±2,36 | | 26,89±4,12 | |

#### *2.1.1.2. Variáveis relacionadas com a doença:*

Na nossa sërie, nem a idade ao diagnóstico, nem o tempo de progressão da doença, nem a adesão ao RSG tiveram uma associação estatisticamente significativa com a QVRS.

O impacto das variáveis ligadas à DC é pormenorizado no quadro V.

*Quadro V: Impacto dos factores relacionados com a DC na qualidade de vida, avaliada pelo SF-12*

| | **Componente mental** | **P** | **Componente física** | **P** | **SF-12 total** | **P** |
|---|---|---|---|---|---|---|
| Idade no momento do diagnóstico | | | | | | |
| <20 | 14,59±2,70 | 0,26 | 12,24±2,62 | 0,47 | 26,83±4,42 | 0,27 |
| >=20 | 14,02±2,31 | | 11,91±1,83 | | 25,93±3,64 | |
| Duração da doença | | | | | | |
| <=5 | 14,59±2,75 | 0,58 | 12,18±2,03 | 0,83 | 26,77±4,08 | 0,64 |
| >5 | 14,26±2,48 | | 12,06±2,36 | | 26,32±4,11 | |
| Pontuação de Biagi | | | | | | |
| Ausência de acompanhamento do GFD | 14,48±2,32 | 0,83 | 11,79±2,07 | 0,64 | 26,28±3,76 | 0,84 |
| Acompanhamento do GFD com erro | 14,16±2,75 | | 12,11±2,32 | | 26,27±4,33 | |
| Controlo rigoroso | 14,44±2,47 | | 12,37±2,48 | | 26,81±4,15 | |

### 2.1.2. Estudo da associação entre o CDQ e as diversas variáveis:

#### *2.1.2.1. Variáveis relacionadas com os doentes :*

> Nos doentes com formação não universitária, a pontuação total do CDQ, bem como as pontuações de todos os domínios, com exceção dos problemas sociais, ë foram estatisticamente mais baixas em comparação com os doentes com formação universitária.

> A pontuação no domínio "emoções" foi mais baixa nos doentes com doenças auto-imunes associadas, sendo a diferença estatisticamente significativa (28,86±7,90 versus 24,70±5,93; p=0,02).

> Os doentes com um nível socioeconómico baixo tiveram as pontuações mais baixas em todos os domínios, e a diferença foi estatisticamente significativa, com exceção do domínio das emoções.

A Tabela VI resume o impacto dos vários factores relacionados com o doente na QV avaliada pelo CDQ.

***Quadro VI: Impacto dos factores relacionados com o doente na qualidade de vida avaliada pelo CDQ***

| | Emoções | P | Problemas sociais | P | Preocupações | P | Sintomas gastrointestinais | P | Pontuação total | P |
|---|---|---|---|---|---|---|---|---|---|---|
| Género | | | | | | | | | | |
| Homens | 29,92±8,14 | 0,09 | 30,25±9,66 | 0,45 | 27,96±10,55 | 0,35 | 33,26±9,47 | 0,91 | 120,45±33,85 | 0,52 |
| Mulher | 27,02±7,35 | | 31,83±9,11 | | 30,00±8,00 | | 33,48±7,90 | | 125,38±27,68 | |
| Idade | | | | | | | | | | |
| <40 | 28,10±7,61 | 0,59 | 30,95±9,24 | 0,47 | 29,84±8,49 | 0,44 | 32,92±8,17 | 0,33 | 124,00±28,64 | 0,74 |
| >=40 | 27,17±7,84 | | 32,50±9,36 | | 28,13±9,87 | | 34,76±8,67 | | 122,09±32,33 | |
| Estado civil | | | | | | | | | | |
| Não marie | 27,16±7,55 | 0,33 | 30,32±9,41 | 0,21 | 31,19±7,54 | 0,08 | 33,40±8,48 | 0,97 | 124,31±29,03 | 0,89 |
| Marie | 28,67±7,78 | | 32,69±8,97 | | 27,65±9,75 | | 33,45±8,17 | | 123,41±30,49 | |
| Nível socioeconómico | | | | | | | | | | |
| Baixa | 24,31±5,16 | 0,06 | 24,91±7,32 | **0,01** | 23,27±8,42 | **0,01** | 29,25±6,29 | **0,04** | 100,00±19,05 | **0,01** |
| Médio e confortável | 28,09±7,82 | | 31,88±9,22 | | 29,95±8,39 | | 33,80±8,27 | | 125,26±29,42 | |
| Fumar | | | | | | | | | | |
| Sim | 29,27±7,32 | 0,31 | 32,42±9,30 | 0,55 | 29,66±10,22 | 0,87 | 32,57±8,64 | 0,59 | 119,57±32,01 | 0,54 |
| Não | 27,41±7,74 | | 31,08±9,27 | | 29,24±8,63 | | 33,66±8,25 | | 124,91±29,14 | |
| Nível de educação | | | | | | | | | | |
| Não universidade | 25,33±6,69 | **0,01** | 29,15±10,53 | 0,16 | 25,85±7,94 | **0,03** | 30,23±7,98 | **0,00** | 111,05±29,65 | **0,02** |
| Universidade | 29,19±7,64 | | 32,16±8,68 | | 30,65±8,95 | | 35,01±8,08 | | 128,53±28,39 | |
| Ambiente de vida | | | | | | | | | | |
| Urbano | 27,56±7,47 | 0,40 | 31,59±9,11 | 0,47 | 29,15±8,62 | 0,70 | 33,23±8,10 | 0,60 | 122,57±28,89 | 0,38 |
| Rural | 29,31±8,82 | | 29,50±10,12 | | 30,30±11,37 | | 34,41±9,59 | | 131,88±36,05 | |
| História familiar de doença celíaca | | | | | | | | | | |

| | | | | | | | | | | |
|---|---|---|---|---|---|---|---|---|---|---|
| Sim | 27,96±7,93 | 0,90 | 31,26±8,25 | 0,92 | 27,69±7,52 | 0,25 | 33,63±7,55 | 0,85 | 120,70±26,06 | 0,52 |
| Não | 27,76±7,57 | | 31,45±9,83 | | 30,18±9,49 | | 33,31±8,73 | | 125,46±31,35 | |
| História pessoal de doença autoimune | | | imune | | | | | | | |
| Sim | 24,70±5,93 | **0,02** | 30,04±9,92 | 0,44 | 26,66±9,20 | 0,14 | 31,12±8,41 | 0,11 | 116,58±29,18 | 0,24 |
| Não | 28,86±7,90 | | 31,79±9,06 | | 30,15±8,71 | | 34,19±8,18 | | 126,14±29,59 | |

### 2.1.2.2. *Variáveis relacionadas com a doença:*

Não foi encontrada associação estatisticamente significativa entre as variáveis relacionadas com a DC e a QVRS avaliada pelo CDQ.

O impacto destas variáveis na QdV é detalhado no Quadro VI.

*Quadro VII: Impacto dos factores relacionados com a doença de Alzheimer na qualidade de vida, avaliada pelo CDQ*

| | **Emoções** | **P** | **Problemas sociais** | **P** | **Preocupações** | **P** | **Sintomas gastrointestinais** | **P** | **Pontuação total** | **P** |
|---|---|---|---|---|---|---|---|---|---|---|
| Idade no momento do diagnóstico | | | | | | | | | | |
| <20 | 27,73±7,57 | 0,88 | 31,02±9,43 | 0,68 | 29,97±9,55 | 0,50 | 33,51±8,52 | 0,90 | 124,30±31,06 | 0,88 |
| >=20 | 27,95±7,83 | | 31,79±9,12 | | 28,61±8,18 | | 33,31±8,31 | | 123,31±28,12 | |
| Duração da doença | | | | | | | | | | |
| <=5 | 27,85±6,84 | 0,99 | 31,54±8,37 | 0,92 | 29,47±7,54 | 0,94 | 32,23±7,96 | 0,46 | 126,00±25,03 | 0,75 |
| >5 | 27,83±7,89 | | 31,33±9,55 | | 29,28±9,14 | | 33,76±8,42 | | 123,28±30,85 | |
| Pontuação de Biagi | | | | | | | | | | |
| Falta de controlo da DGF | 28,25±7,16 | 0,94 | 31,15±9,22 | 0,84 | 29,04±9,95 | 0,88 | 34,13±8,78 | 0,75 | 124,65±30,43 | 0,97 |
| Acompanhamento da GFD com erros | 27,72±8,55 | | 31,95±9,16 | | 29,88±8,45 | | 33,53±8,03 | | 123,00±29,94 | |
| Controlo rigoroso | 27,57±6,80 | | 30,64±9,73 | | 28,71±8,89 | | 32,46±8,42 | | 124,47±29,60 | |

## 2.2. ANÁLISE MULTIVARIADA :

### 2.2.1. Factores independentes que influenciam a QV avaliada pelo SF12 :

No final da análise multivariada, o único fator associado de forma independente a um baixo score de QVRS física foi o nível de escolaridade não universitário (B=0,24; p=0,02). (p=0,21 ; p=0,03 eIC95%[0,10 - 3,59]) (Tabela VII)

*Quadro VIII: Factores independentes que influenciam a QVRS avaliada pelo SF-12*

**Qualidade de vida física Qualidade de vida geral**

| **Nível de educação** | Beta | P | [95%IC] | Beta | P | [95%IC] |
|---|---|---|---|---|---|---|
| **não universitário** | 0,24 | 0,02 | [0,13-2,09] | 0,21 | 0,03 | [0,10-3,59] |

### 2.2.2. Factores independentes que influenciam a QV avaliada pelo CDQ :

No final da análise multivariada, a ENS associou-se estatisticamente à alteração do domínio 'problemas sociais' do CDQ (Beta=0,24; p=0,02 e IC95%[0,76 - 12,30]), bem como à alteração da QVRS global (B=0,25; p=0,04 e IC95%[1,05 - 42,50]) (Tabela VIII).

*Tabela IXFactores independentes que influenciam a QVRS avaliada pelo CDQ*

**Qualidade de vida social     Qualidade de vida global**

| ]\Г1Л7РЯ11 ^ЛГ1Л- | Beta | P | [95%IC] | Beta | P | [95%IC] |
|---|---|---|---|---|---|---|
| **vea.u sooo economique** | 0,24 | 0,02 | [0,76_12,30] | 0,25 | 0,04 | [1,05_42,50] |

## 4 DISCUSSÃO

### 1. PRINCIPAIS RESULTADOS :

Um estudo transversal a visëe analítico foi realizado durante um período de 3 meses de outubro de 2023 a dezembro de 2023 de pacientes com DC conhecidos que eram membros do ATMC.

Todos os dados foram recolhidos através de um questionário online. No final, o estudo envolveu 100 doentes incluídos por amostragem de conveniência.

A idade média da população era de 34,5 ± 9,5 anos, com um rácio de sexo (masculino/feminino) de 0,39.

A avaliação da QV foi efectuada através de dois questionários: um questionário geral (o SF-12) e um questionário específico (o CDQ). Este é o primeiro estudo de âmbito nacional a avaliar a QV dos doentes celíacos.

De acordo com o SF-12 e estabelecendo um limiar de 40, todos os doentes apresentavam uma QV alterada, com um score médio de 26,00 ±4,01.

> Num estudo univariado, os factores associados a uma pior qualidade de vida foram :

Sexo feminino (p=0,02), formação não universitária (p<0,001) e história de doenças auto-imunes associadas (p=0,04).

> No estudo multivariado, o único fator independente associado a uma alteração da QVRS foi a formação não universitária (Beta=0,21; p=0,03; IC 95% [0,10; 3,59]).

A avaliação da QV utilizando o CDQ resultou numa pontuação média de 123,86 ±29,57.

> Num estudo univariado, os factores associados ao comprometimento da QVRS foram :

Baixa NEE (p=0,01), educação não universitária (p= 0,02) e história pessoal de doenças auto-imunes (p=0,02).

> Num estudo multivariado, apenas a NSE baixa foi independentemente associada a QDV alterada (Beta=0,25; p=0,04; IC 95% [1,05; 42,50]).

A discussão será organizada em cinco partes. Na primeira parte, centrar-nos-emos na definição e na relevância da avaliação da QVRS nas doenças crónicas, neste caso na DC. A segunda parte será dedicada às diferentes formas de avaliar a QVRS durante a DC e aos seus principais resultados. A quarta parte centrar-se-á nos factores associados à deterioração da QVRS. Por fim, serão destacados os pontos fortes e as limitações deste trabalho.

### 2. DEFINIÇÃO E BENEFÍCIOS DA AVALIAÇÃO QDV :

A QVRS tem diferentes significados, reflectindo a experiência, os conhecimentos e os valores de cada indivíduo. Foram propostas muitas definições, mas a definição da OMS, mais frequentemente citada na literatura, descreve-a como "a perceção de um indivíduo da sua posição na vida no contexto da cultura e do seu sistema de valores em relação a objectivos, expectativas e padrões" (24). Este conceito integra de forma complexa a saúde física da pessoa, o estado psicológico, o nível de independência, as relações sociais, as crenças pessoais e as relações com os elementos do seu ambiente (24).

Isto é diferente da QdV, em que entram em jogo outros factores para além dos relacionados com a saúde,

A QVRS relacionada com a saúde é mais adequada ao domínio da avaliação médica e é um indicador de resultados para avaliar as consequências de uma doença, o efeito dos procedimentos de cuidados médicos ou o efeito das políticas de prevenção. Este conceito é

definido como "a perceção subjectiva do impacto do estado de saúde (doença e tratamento) no funcionamento físico, psicológico e social e no bem-estar" (25).
A avaliação da QdV relacionada com a saúde é uma prioridade de saúde que permite compreender as repercussões de uma determinada patologia na saúde física, social e mental do doente (26) . De facto, ao identificar as áreas específicas da vida dos doentes que são afectadas pela doença, a avaliação da QdV pode revelar necessidades não satisfeitas e orientar o desenvolvimento de serviços e apoios adicionais, tudo com vista a melhorar os cuidados prestados aos doentes (27).
Durante o curso da DC, a QdV dos doentes pode ser afetada por diferentes mecanismos. Por um lado, os sintomas da doença, sejam gastrointestinais ou extra-digestivos, podem levar a uma dëtërioration da HRQOL, limitando as atividades diárias e afetando o bem-estar дёпёral.
Além disso, as deficiências nutricionais associadas à DC podem levar à fadiga crónica, fraqueza muscular e distúrbios de humor, afetando assim a QVRS física e mental.
Em termos sociais, as restrições alimentares rigorosas impostas pela doença podem tornar a interação social extremamente difícil. Os doentes podem sentir-se isolados ou incompreendidos devido à sua dieta específica, o que pode ter um impacto negativo no seu bem-estar emocional e social.
Em conclusão, a influência da DC na QdV dos doentes é multidimensional, afectando o bem-estar físico, mental e social. Por conseguinte, os profissionais de saúde devem estar conscientes do impacto desta doença e do grande interesse de estudar a QdV durante a DC (28).

## 3. MEIOS DE AVALIAÇÃO DA QDV DURANTE O MC E SEUS PRINCIPAIS RESULTADOS :

A QVRS relacionada com a saúde é medida utilizando escalas de QV. No entanto, a abordagem quantitativa de um conceito qualitativo nem sempre é fácil. Uma ëcheiie de medição da QDV deve ser construída em conformidade com um procedimento científico rigoroso.
Estão disponíveis vários questionários sobre a QV relacionada com a saúde, alguns, conhecidos como genéricos, são utilizados para várias doenças, enquanto outros, conhecidos como específicos, destinam-se especificamente a doentes com DC.
De acordo com Burger et al, seria preferível combinar os dois tipos de instrumentos para apoiar os conceitos de QVRS relacionada com a saúde na DC, que é o que adoptámos neste trabalho (29).

### 3.1. QUESTIONÁRIOS DE CARÁCTER GERAL :

Entre os questionários gerais, os dois mais frequentemente utilizados são o MOS- SF (MedicalOutcomeStudy Short Form), na sua versão longa (SF-36) **(Anexo V)** ou na sua versão abreviada (SF-12) e o HADS (Hospital Anxiety and DepressionScale). **(Apêndice VI)**

#### 3.1.1. SF-36 e SF-12 :

O SF-36 é uma das escalas mais frequentemente utilizadas em estudos e inquéritos, graças à sua concisão, elevada reprodutibilidade, validade e sensibilidade às mudanças. Em termos de avaliação da QV, o SF-36 é atualmente considerado o padrão-ouro. É utilizado para estabelecer um perfil de saúde e bem-estar com base em 36 itens divididos em oito dimensões (atividade física, limitações devidas à condição física, dor física, saúde geral, vitalidade, vida e relações com os outros, saúde mental e limitações devidas à condição psicológica).

Com o objetivo de obter uma versão mais simples deste questionário, Ware et al. desenvolveram uma forma abreviada, o SF-12, que inclui apenas 12 das 36 perguntas, mas que abrange as mesmas dimensões e mantém a mesma validade (20). Este questionário tem sido utilizado em grandes inquéritos a populações gerais e específicas, tendo sido traduzido e validado em 141 línguas.

Dada a sua fiabilidade, simplicidade e disponibilidade em árabe, realizámos o nosso estudo utilizando o SF-12. De acordo com esta pontuação e estabelecendo um limiar de 40, todos os doentes do nosso estudo apresentavam uma QVRS alterada. Tanto a componente física como a mental foram afectadas.

A principal vantagem da utilização deste tipo de questionário geral é o facto de oferecer a possibilidade de comparar a QV dos doentes com a da população em geral. Ao fazer esta comparação, verificámos que as pontuações físicas, mentais e globais da QVRS eram todas significativamente mais baixas do que as da população tunisina em geral, com referência aos resultados do estudo de validação do SF-12 na Tunísia (30).

O quadro IX compara os resultados do nosso estudo com os da população tunisina em geral.

***Quadro X: Qualidade de vida dos doentes, avaliada pelo SF-12, em comparação com a população em geral***

| | Pontuação da componente Física | mental |
|---|---|---|
| **População tunisina em geral** | 50,14 ± 8,51 | 47,93± 9,85 |
| **A nossa amostra** | 12,00±2,29 | 14,33±2,54 |

Esta alteração na QVRS ocasionada pela DC tem ël e sido confirmada por vários estudos como o de Tontini et al e o de Lee et al (31,32) .

No entanto, alguns estudos não encontraram nenhum impacto positivo ou negativo significativo da DC na QdV em comparação com a população em geral, como o estudo de Cranney et al (33).

Esta disparidade de resultados pode ser atribuída, entre outras coisas, às diferenças socioculturais e económicas entre as populações estudadas.

O Quadro X resume os resultados dos principais estudos que avaliaram o impacto da DC na QVRS relacionada com a saúde, utilizando o SF-12.

***Quadro XI: Resultados da avaliação da QdV utilizando o SF-12 em diferentes estudos***

| Autores | País | Ano | Força de trabalho | Pontuação SF-12 | |
|---|---|---|---|---|---|
| | | | | Componente física | Componente mental |
| **Cranney et al(33)** | Canadá | 2007 | 2681 | 48 | 50 |
| **Tontini et al(31)** | Itália | 2010 | 43 | 49,10 | 42,30 |
| **Lee et al(32)** | Estados Unidos | 2012 | 1743 | 38,12 | 36,79 |
| **C Deepak et al(34)** | Índia | 2018 | 60 | 37,20 | 41,88 |
| **O nosso estudo** | Tunísia | 2024 | 100 | 12,00 | 14,33 |

### 3.1.2. O questionário HADS :

O HADS é um questionário especialmente concebido para avaliar a ansiedade e a depressão

em doentes com doenças físicas. Inclui dois domínios a partir dos quais podem ser calculadas duas pontuações. Se um dos dois últimos for >11, pode ser indicativo de uma provável perturbação mental (35).
Este questionário foi utilizado por Hauser et al. no seu estudo realizado em 2006, que concluiu que a QVRS era reduzida em doentes com doença celíaca em comparação com a população em geral (36).

## 3.2. QUESTIONÁRIOS ESPECÍFICOS :

Os questionários genéricos podem não captar adequadamente as atitudes, percepções e necessidades que estão especificamente relacionadas com a DC, o que pode conduzir a resultados menos sensíveis, daí a necessidade de utilizar meios específicos para obter resultados mais exactos e válidos.
Vários questionários para avaliar a QV foram elaborados especificamente para pacientes com DC, sendo os mais utilizados o CDQ e o CeliacDiseaseQuality Of Lifesurvey (CD-QOL) (22,37).

### 3.2.1. CDQ :

O CDQ é um instrumento relativamente recente que foi desenvolvido pela primeira vez numa versão alemã em 2007 por Hauser et al (22). Os domínios foram construídos por análise fatorial para abordar critérios clínicos como os sintomas intestinais, o bem-estar psicológico e o funcionamento social, sendo comparáveis aos domínios utilizados em questionários para outras doenças gastrointestinais, como a doença inflamatória intestinal (38).
Uma lista de itens foi inicialmente selecionada a partir da literatura e de outros questionários utilizados para avaliar a QVRS em doentes celíacos, tais como o BI (Burden of Illness), o SAIC (Self-Administered Inventory for Celiacs), questões sobre restrições sociais específicas da DC de um inquérito canadiano e outros estudos que exploraram as questões de bem-estar associadas à DC(39,40). Alguns itens também foram baseados no IBDQ (InflammatoryBowelDisease Questionnaire), a fim de avaliar o bem-estar emocional e social dos pacientes celíacos. Finalmente, foram construídas perguntas apropriadas para cada item com 7 opções de resposta possíveis baseadas numa escala de Likert.
O CDQ foi traduzido em várias línguas e validado em vários países, incluindo Itália, Espanha, França, Turquia, Brasil, Irão, Argentina, Portugal e, recentemente, Marrocos (23, 41-48).
Este questionário foi ële posteriormente adotado para reavaliação da QDV dos celíacos em vários estudos, que mostraram pontuações totais muito distantes da pontuação máxima (196), algumas das quais comparáveis aos resultados do nosso estudo(44-47).
O quadro XI resume os resultados dos principais ëstudos que ëvaluaramë o impacto da DC na QDV Hëc a la sante por meio da CDQ.

***Quadro XII: Resultados da avaliação da qualidade de vida do CDQ de diferentes estudos***

| Autor | País | Ano | Força de trabalho | Pontuação total do CDQ |
|---|---|---|---|---|
| **Hauser et al(22)** | Alemanha | 2007 | 488 | 151 |
| **Chaves et al(49)** | Portugal | 2013 | 234 | 103,28 |
| **A. Marchese et al(41)** | Itália | 2013 | 171 | 159 |
| **C. P. Pratesi et al(45)** | Brasil | 2018 | 450 | 119 |
| **Aksan et al(44)** | Turquia | 2015 | 205 | 124 |
| **F. Barzegar et al(46)** | Irão | 2018 | 81 | 119 |
| **Selleski et al(47)** | Argentina | 2020 | 171 | 124 |

| Harnett e Myers(50) | Austrália | 2020 | 45 | 147 |
|---|---|---|---|---|
| **O nosso estudo** | Tunísia | 2023 | 100 | 123 |

### 3.2.2. CD-QOL :

O CD-QOL foi desenvolvido por Dorn et al. em 2010 (37). **(Apêndice VII)**
Trata-se de um instrumento específico e válido para avaliar a qualidade de vida na DC, composto por 20 questões divididas em quatro domínios: limitações, disforia, problemas de saúde e tratamento inadequado. As perguntas foram elaboradas após a recolha de informações relativas à natureza da doença e ao seu impacto na vida quotidiana a partir de grupos de discussão de doentes com DC. As perguntas foram depois estudadas por peritos para produzir uma versão preliminar do questionário.
Este último foi administrado, por sua vez, a outros pacientes e, finalmente, um estudo de validação foi realizado para avaliar as propriedades psicomotoras deste questionário.
O CD-QOL foi traduzido para italiano em 2012 e para espanhol em 2013 (42,51) e tem ëtë usouë em vários ëtudes que levaram à sua validação psicomëtrica(52-55).
Ao contrário do CDQ, o CD-QOL não inclui itens relacionados com o impacto físico da DC, uma vez que os doentes do estudo de Dorn não referiram estes aspectos como preocupações importantes.
É de notar que estes dois questionários específicos não foram formalmente comparados.

### 3.2.3. Outros questionários específicos :

Existem outros questionários específicos para a DC, mas são menos utilizados do que o CDQ ou o CD-QOL, como o CCHS (Canadian Celiac Health Survey) desenvolvido por Cranney et al em 2007 e composto por 76 questões, e o BI (Burden of Illness) desenvolvido por autores suecos e composto por 9 itens(33,39) .

# 4. FACTORES QUE INFLUENCIAM O QDV NO MC :

## 4.1. FACTORES RELACIONADOS COM OS DOENTES :

### 4.1.1. Género:

O efeito do género na HRQoL durante a DC foi ëtë ëvaluatedë por vários ëtudies, e fëminor sexo tem ëtë foundë para ser um fator significativamente associado com maior HRQoL. Assim, no estudo argentino de Selleski et al, as mulheres tiveram as pontuações mais baixas em comparação com os homens em todos os domínios, com uma diferença estatisticamente significativa (p=0,006) (47). Estes resultados também foram encontrados no estudo de Moreno et al e Pratesi et al (45,56).
Várias hipóteses para estes resultados são frequentemente referidas nos estudos. De facto, os factores psicossociais podem desempenhar um papel mais importante nas mulheres do que nos homens. Para além disso, as mulheres têm maiores preocupações e preocupações relacionadas com a doença e o seu impacto na imagem corporal. O facto de este achado também ser encontrado na maioria dos estudos realizados em populações gerais apoia ainda mais estas hipóteses.
No nosso estudo, a QVRS física foi significativamente pior nas mulheres do que nos homens (11,78±2,15 versus 12,89±2,47; p=0,02). De acordo com estas hipóteses, esta diferença não estaria, portanto, relacionada com o impacto da DC na QVRS. Tanto mais que, com base no CDQ, não foi encontrada uma associação significativa entre o género e a QVRS. Estes

resultados corroboram os dos estudos de Aksan et al e Pouchot et al, que não encontraram diferenças significativas na pontuação global do CDQ e nos seus domínios entre os dois sexos (43,44).

#### 4.1.2. Idade :

No nosso estudo, a idade não esteve associada ao comprometimento da QVRS, seja ela avaliada pelo questionário geral ou específico. Este mesmo resultado foi relatado no estudo português, no estudo argentino e no estudo turco (44,47,49).

No entanto, alguns autores sublinharam a influência da idade na QRH dos doentes celíacos. Moreno et al. indicaram que a idade estava inversamente associada aos diferentes domínios do CDQ (56). Esse achado, também encontrado na população geral, não está diretamente relacionado à DC, mas sim ao aumento da incidência de comorbidades associadas e à morbidade relacionada à idade.

**Estado civil :**

Poucos estudos examinaram a associação entre a QVRS e o estado civil. Na nossa série, não foi encontrada uma associação estatisticamente significativa. Este facto está de acordo com os resultados do estudo português e com os de uma coorte eslovena de 247 doentes. É de salientar que, tanto nestes estudos como no nosso, as pontuações foram ligeiramente mais elevadas nos doentes casados, o que poderá ser explicado pelo papel da família no apoio e na ajuda para lidar com a doença.

#### 4.1.3. Nível de escolaridade:

O nosso estudo mostrou uma associação significativa do nível de escolaridade não universitário com a alteração do QDV tanto com o questionário geral como com o específico. Este fator também emergiu como um fator indëpendant Hë a l'ah^ration de la QDV avec le SF-12 dans la composante physique et dans le score total.

Esta associação significativa entre a QVRS e o nível educacional foi relatada em vários outros estudos, como o estudo brasileiro de Pratesi et al, onde foi observada uma associação significativa entre um alto nível de educação e uma boa QVRS(45).

Estes resultados poderiam ser explicados pelo facto de os doentes com um nível de educação elevado estarem mais bem informados, compreenderem melhor a sua doença e, consequentemente, estarem menos ansiosos do que os doentes com um nível de educação secundário ou primário(57).

Por outro lado, o estudo português de Chaves et al, realizado com 234 doentes celíacos, mostrou que quanto maior o nível de escolaridade, pior a qualidade de vida (49). A hipótese que poderia explicar este resultado sugere que os doentes com um baixo nível de educação seriam menos activos socialmente e estariam menos preocupados com o seu estado de saúde, o que teria um menor impacto na qualidade de vida.

#### 4.1.4. Nível socioeconómico:

Na nossa série, o NSE baixo foi um fator independente de comprometimento da QVRS. Este achado está de acordo com os da maioria dos estudos encontrados na literatura que relatam uma associação significativa entre a QVRS e a ENS. No estudo de Zysk et al. publicado em 2018, que incluiu 251 doentes, os doentes com uma pior situação económica tiveram pontuações significativamente mais baixas nas subescalas emocional, social e "preocupações" do CDQ em comparação com os doentes que relataram uma melhor situação económica (15). Do mesmo modo, um estudo de coorte retrospetivo realizado por Roy et al em 2016 concluiu que o rendimento modula tanto a procura de cuidados de saúde como o acesso a instalações de cuidados de saúde, o que implica que os doentes de uma classe socioeconómica baixa teriam menos probabilidades de serem diagnosticados e tratados, o que resultaria numa qualidade de vida prejudicada (58).

#### 4.1.5. Habitat :

Vários estudos demonstraram um impacto significativo do ambiente de vida na qualidade de vida dos doentes. No estudo marroquino de M. *Guennounet al*, foi encontrada uma associação estatisticamente significativa entre o ambiente de vida e todos os domínios do CDQ(23) .

De facto, os doentes que vivem em zonas urbanas obtiveram pontuações mais elevadas do que os que vivem em zonas rurais. Os autores sugerem que este facto pode ser explicado principalmente pelas dificuldades encontradas pelos doentes que vivem em zonas rurais no acesso aos serviços de saúde.

No entanto, na nossa série, não encontrámos uma associação entre o ambiente de vida e a QVRS, o que pode dever-se à baixa percentagem de doentes que vivem em zonas rurais na nossa amostra (18%).

#### 4.1.6. Fumar :

O estudo da QV de adultos espanhóis realizado por Moreno et al em 2022 mostrou uma associação estatisticamente significativa entre o tabagismo e a QV, com os não fumadores a apresentarem pontuações mais elevadas nas áreas das emoções e dos sintomas gastrointestinais (56) .

No entanto, no nosso trabalho não encontrámos uma associação estatisticamente significativa entre o estatuto de fumador e a QVRS. A discrepância nos resultados entre as duas séries pode ser explicada principalmente pela especificidade da amostra estudada no inquérito realizado por Moreno et al.

#### 4.1.7. História de doenças auto-imunes associadas:

No nosso estudo, na análise univariada, os doentes sem antecedentes pessoais de doença autoimune apresentaram as pontuações mais elevadas quer no SF-12 quer no CDQ. No entanto, após o ajuste, este fator não pareceu ser um fator independente.

Isto está de acordo com os resultados do estudo esloveno acima referido, em que o distiroidismo e a diabetes foram referidos como factores que influenciam a QVRS, mas não foram retidos como factores independentes pelo método de regressão logística.

Em contrapartida, Paarlahti et al. mostraram, num grande estudo transversal de 596 doentes, que o distiroidismo era um fator independentemente associado a uma pior QVRS (OR= 2,02; IC95%[1,29-3,16]; p=0,002)(59). De facto, o distiroidismo não tratado está associado a sintomas gastrointestinais que geralmente desaparecem com o tratamento (60).

Na realidade, a interação específica entre outras doenças auto-imunes associadas e a sua influência na QdV raramente tem sido objeto de uma análise aprofundada. Dito isto, é legítimo considerar que a presença de comorbilidades pode contribuir para um maior peso da DC.

### 4.2. FACTORES LIGADOS À DOENÇA :

#### 4.2.1. Tempo de desenvolvimento :

Os resultados dos estudos na literatura sobre a influência da duração da doença na QVRS são contraditórios.

De facto, Zysk et al mostraram que o tempo de evolução da doença não teve impacto na QVRS(15). O mesmo ocorreu no estudo argentino, que não mostrou associação entre o tempo de diagnóstico da DC e a QVRS(47). Estes resultados foram consistentes com os nossos.

Em contraste, um estudo transversal realizado em dois centros de referência terciária no México mostrou que pacientes com DC com maior duração de progressão tinham melhor qualidade de vida (61). Isso poderia ser explicado pelo fato de que uma longa evolução da doença dá ao paciente tempo para se adaptar, conviver melhor com a doença e seus sintomas, e indica uma melhor adaptação em relação às restrições impostas pela GSR. A ideia de adaptação à DGF ao longo dos anos foi bem apoiada pelo estudo efectuado no sul do Brasil por A. C. *Castilhos* et *al*, em que foram comparados doentes recém-diagnosticados (< 1 ano) com aqueles cuja doença tinha progredido durante um período mais longo (> 10 anos) (62). Estes últimos tinham efetivamente uma melhor qualidade de vida.

### 4.2.2. Idade no momento do diagnóstico

Tal como acontece com a duração da doença, os resultados sobre o impacto da idade de diagnóstico são também divergentes. Por um lado, Hauser et al. verificaram que uma idade mais jovem ao diagnóstico induzia uma pior qualidade de vida, tal como Ciacci et al(40,63) . A hipótese avançada pelos autores é que a adaptação psicológica à DC e ao RMG é mais difícil para crianças e adolescentes do que para adultos. Assim, é possível que os adolescentes com problemas de ajustamento se mantenham mais confrontados com estes problemas na idade adulta do que os que são diagnosticados mais tarde.

Por outro lado, o estudo português de C. Chaves et al concluiu que quanto mais jovem a idade do diagnóstico (menos de 20 anos), melhor a QVRS(49). Este facto pode dever-se a dificuldades na aceitação da GPR quando o diagnóstico é feito numa idade mais avançada.

No entanto, na nossa série e na do estudo argentino, não foi demonstrada uma associação significativa (47).

### 4.2.3. Membros do RSG :

O efeito da adesão à dieta alimentar na qualidade de vida dos celíacos é um assunto controverso. De fato, alguns estudos demonstraram um impacto positivo da adesão à dieta, como o estudo conduzido por Johnston et al, que encontrou uma melhora significativa após um ano de dieta(64). Estudos escandinavos também demonstraram que a qualidade de vida de pacientes celíacos estritamente aderentes à dieta alimentar por 10 anos com remissão histológica e sorológica era comparável à da população em geral (65,66).

Da mesma forma, na série de Hauser et al. verificou-se uma associação significativa entre a não adesão ao GSR e a redução da QVRS(63). No entanto, esta conclusão deve ser qualificada, dado que a avaliação da adesão ao RSG foi baseada na autoavaliação, que permanece subjectiva por definição.

Neste estudo, para avaliar objetivamente a adesão ao RSG, utilizámos um score válido: o score de Biagi. É interessante notar que, de acordo com este score, apenas 27% da nossa amostra aderiu a um RSG rigoroso. Esta baixa percentagem pode ser explicada essencialmente pelo custo elevado e pela falta de disponibilidade e variedade de produtos sem glúten, o que torna a DGS um verdadeiro fardo económico. A falta de reembolso pelo fundo nacional de seguro de saúde também contribui para esse fardo. Esta questão também foi levantadaëe em outros países, como Marrocos, onde o custo e a disponibilidade^ de produtos sem glúten constituíram um ьвтёге para uma boa adesão ao regime (67). Isto também foi destacado na coorte iraniana, onde os pacientes enfrentaram despesas onerosas que eram inacessíveis para muitos deles (68).

Dada a importância da adesão à dieta alimentar para o controlo da doença e para evitar complicações, bem como o potencial impacto na qualidade de vida, alguns países implementaram medidas para ajudar e apoiar os doentes. Em França, o reembolso parcial de produtos sem glúten foi introduzido em 2004 (69). No Reino Unido, tal como em vários outros países anglo-saxónicos, alguns alimentos sem glúten podem ser obtidos gratuitamente mediante receita médica (70,71).

Quando comparamos a HRQoL de aderentes estritos e não aderentes ou aderentes parciais ao RSG, não dëmontrë qualquer diferença significativa. Isto é consistente com os resultados de M. Guennouni et al, A. Marchese et al e Zysk et al (15,23,41) . A falta de impacto da adesão à GFD na QdV pode ser explicada pelo facto de os efeitos benéficos do regime poderem ser contrabalançados pelos constrangimentos que impõe aos doentes. Para além dos constrangimentos económicos acima descritos, a dieta pode impor uma carga mental considerável em vários aspectos da vida quotidiana.

Esta sobrecarga é o resultado dos esforços para evitar o glúten, o que pode levar a sentimentos de frustração e privação. De facto, esta sobrecarga parece ser maior no início da dieta, quando as pessoas estão a aprender quais os produtos permitidos e quais os que devem ser eliminados, o que pode exigir um investimento considerável de tempo e energia.

## 5. PONTOS FORTES E LIMITAÇÕES DO ESTUDO :

### 5.1. DESTAQUES DO NOSSO ESTUDO :

^ Até onde sabemos, nosso estudo constitui o primeiro estudo na Tunísia para intëresse a QV de pacientes celíacos com uma avaliação objetiva usando um questionário geral (SF-12) e um questionário específico (CDQ).

^ A escolha da população-alvo (membros da ATMC) e a utilização de um questionário online permitiram uma maior divulgação do estudo sem que os participantes fossem diretamente confrontados pelo investigador. Este facto reduziu o desconforto associado sobretudo à avaliação do seguimento do RSG e das suas violações, conduzindo a resultados mais precisos sobre a adesão ao regime e sobre a QdV de uma forma geral.

^ A adesão ao RSG foi avaliada através de uma pontuação válida (o Biagi), o que permite obter resultados fiáveis e uma avaliação objetiva.

### 5.2. LIMITAÇÕES DO ESTUDO :

^ A principal limitação do nosso estudo foi o tipo de amostragem utilizado: amostragem não probabilística de conveniência, que poderia criar um viés de seleção. No entanto, aplicámo-la para obter uma amostra de maior dimensão e para recrutar doentes de todas as regiões do país.

^ Os doentes membros da ATMC estão sensibilizados para a problemática da DC; os não membros não puderam ser incluídos. Trata-se, portanto, de uma população com caraterísticas especiais em relação à população real.

^ O carácter transversal do estudo impossibilita o estabelecimento da sequência temporal dos acontecimentos e implica uma reserva na interpretação ^causal das associações encontradas.

## 6. RECOMENDAÇÕES :

Seria razoável generalizar a avaliação da QV em doentes com DC, particularmente naqueles com factores preditivos de pior QV (sexo feminino, NSE baixo, nível de escolaridade não universitário, doença autoimune, etc.).

Immuneassociee), durante o seu acompanhamento em ambulatório. Esta avaliação permitiria: Avaliar o impacto da doença celíaca na vida quotidiana dos doentes

Acompanhar a revolução e o impacto da doença ao longo do tempo e incluir uma perspetiva longitudinal.

Dëcisëment dos aspectos da vida afectados pela doença e dos desafios que os doentes enfrentam diariamente, de modo a que possam ser tomadas medidas eficazes e melhorados os cuidados, neste caso oferecendo apoio psicológico quando necessário.

Reforçar a relação médico-doente, comunicando ao médico as questões e os problemas que os doentes enfrentam diariamente e recebendo apoio psicológico em troca.

Também pode ser benéfico envolver a família e os amigos nos cuidados, dado o impacto social significativo desta doença em termos de limitação da socialização e das relações devido à SGB. Com isto em mente, precisamos de :

Comece por prestar aconselhamento psicológico aos doentes.

Organizar consultas com a família e os amigos do doente para os sensibilizar para o seu papel nos cuidados globais do doente, sublinhando a importância do apoio psicológico que podem dar.

Educar a família e os amigos do doente sobre a doença no seu todo e, especificamente, sobre a GMSR, para ajudar o doente a adaptar-se a ela e a aceitá-la de forma menos dolorosa, de modo a que seja mais provável que adira à mesma.

É igualmente importante sensibilizar as autoridades de saúde para facilitar o acesso aos cuidados de saúde e contribuir para o reembolso dos alimentos e produtos sem glúten, que são frequentemente mais caros do que os seus equivalentes que contêm glúten. Desta forma, seria possível reduzir os encargos financeiros associados à DGF e garantir uma melhor qualidade de vida às pessoas que sofrem desta doença.

# 5 CONCLUSÃO

A DC é uma doença autoimune cuja incidência está a aumentar constantemente. Distingue-se, por um lado, pelo seu grande polimorfismo clínico e, por outro, pela particularidade da sua gestão terapêutica, que permanece principalmente diëtëtica, axëe numa rigorosa GFD ao longo da vida. A influência da DC na QdV dos doentes é multidimensional, envolvendo os seus sintomas, as deficiências nutricionais que induz, e ainda os constrangimentos apresentados pela adesão à RSG. Assim, os profissionais de saúde devem estar conscientes do impacto desta doença e da grande importância de reavaliar a qualidade de vida dos doentes que dela sofrem.

Foi nesta perspetiva que realizámos este estudo, cujos objectivos eram avaliar o impacto da DC na qualidade de vida dos doentes e identificar os factores que a podem influenciar.

[er]Para o efeito, realizámos um estudo transversal descritivo e analítico durante um período de três meses, de 1 de outubro a 31 de dezembro de 2023, que incluiu 100 pacientes membros do ATMC. Utilizámos dois instrumentos válidos para avaliar a QdV, disponíveis em árabe: um questionário geral (o SF-12) e um questionário específico para a DC (o CDQ).

A nossa população era predominantemente feminina, com um rácio de sexo (masculino/feminino) de 0,39. A idade média foi de 34,5 ± 9,5 anos. Metade dos doentes eram solteiros na altura do questionário. A NEE era maioritariamente média (72%), baixa em 17% dos casos e confortável em 11% da população. O nível de escolaridade era universitário em 67,3% dos doentes. Os doentes que viviam em zonas urbanas representavam 82% da população do estudo. O tabagismo ativo foi registado em 22% dos doentes.

Na nossa amostra, 35% dos doentes tinham uma história familiar de DC e 24% tinham uma história pessoal de uma doença autoimune associada à DC, sendo a diabetes tipo 1 a mais comum (10%).

A mediana da idade de início da doença na nossa população foi de 11 anos [IIQ= 2-30] com uma duração mediana de 21,5 anos [IIQ= 6,25-28].

No que diz respeito à adesão à dieta alimentar, com base numa pontuação validada (a pontuação de Biagi), verificou-se que a maioria dos doentes seguiu o regime com erros (44%). Apenas 27% dos pacientes aderiram a um RSG rigoroso.

A pontuação total média do SF-12 foi de 26,00 ± 4,01. As pontuações médias para os componentes mental e físico foram 14,33 ± 2,54 e 12,00 ± 2,29, respetivamente. Todos os doentes apresentaram pontuações inferiores a 40, o que corresponde a uma QVRS alterada.

A avaliação específica pelo CDQ objetiva uma pontuação global média de 123,86 ± 29,57 numa pontuação máxima de 196. O domínio dos sintomas gastrointestinais teve a média mais elevada (33,43 ± 8,00) e o domínio das emoções teve a média mais baixa (27,83 ± 7,65).

A parte analítica do nosso estudo consistiu na identificação dos factores associados à deterioração da QV dos doentes.

Baseado no SF-12:

> Num estudo univariado, os factores associados a uma pior qualidade de vida foram :

> Sexo feminino (p=0,02), formação não universitária (p<0,001) e história de doenças autoimunes associadas (p=0,04).

> No estudo multivariado, o único fator independente associado a uma alteração da QVRS foi a formação não universitária (Beta=0,21; p=0,03; IC 95% [0,10; 3,59]).

De acordo com o CDQ :

> Num estudo univariado, os factores associados ao comprometimento da QVRS foram : Baixa NEE (p=0,01), educação não universitária (p= 0,02) e história pessoal de doenças auto-imunes (p=0,02).

> Num estudo multivariado, apenas a NSE baixa foi independentemente associada a QDV comprometida (Beta=0,25; p=0,04; IC 95% [1,05; 42,50]).

Em resumo, o nosso estudo prova que a DC altera a QV dos doentes tunisinos. Permitiu-nos identificar os factores associados a esta alteração da QVRS.

Os nossos resultados sugerem que a utilização de instrumentos de avaliação da QV deve ser generalizada, nomeadamente instrumentos específicos como o CDQ. Isto abriria perspectivas de intervenção psicoterapêutica em doentes com DC com o objetivo de otimizar a sua gestão. Para além disso, o nosso estudo realça o interesse e a necessidade de implementar estratégias de assistência e apoio aos doentes celíacos, de forma a reduzir o peso da doença e melhorar a adesão à dieta gastrointestinal, que continua a ser o principal garante de uma evolução favorável e sem complicações.

# 6 REFERÊNCIAS


1. Vauquelin B, Riviere P. Doença celíaca. La Revue de Mëdecme Interne. 1 oct2023;44(10):539-45.
2. Lebwohl B, Rubio-Tapia A. Epidemiologia, Apresentação e Diagnóstico da Doença Celíaca. Gastroenterology. Jan 2021;160(1):63-75.
3. Catassi C, Verdu EF, Bai JC, Lionetti E. Coeliacdisease. The Lancet. 25 de junho de 2022;399(10344):2413-26.
4. Bdioui F, Sakly N, Hassine M, Saffar H. Prevalência da doença celíaca em dadores de sangue tunisinos. Chistroenterologie Clinique et Biologique. Jan 2006;30(1):33-6.
5. Gargouri L, Kolsi N, Maalej B, Weli M, Mahfoudh A. MALADIE CCILIAQUL CHEZ L'ENFANT CELIAC DISEASE IN CHILDREN.
6. Costa S, Astarita L, Ben-Hariz M, Curro G, Dolinsek J, Kansu A, et al. Um teste Point-of-Care para enfrentar o fardo da doença celíaca não diagnosticada na área do Mediterrâneo: um estudo de design pragmático. BMC Gastroenterol. dëc 2014;14(1):219.
7. Caio G, Volta U, Sapone A, Leffler DA, De Giorgio R, Catassi C, et al. Doença celíaca: uma revisão atual abrangente. BMC Med. dëc 2019;17(1):142.
8. van Gils T, Rootsaert B, Bouma G, Mulder CJJ. Doença celíaca na Holanda: dados demográficos de membros da Sociedade Celíaca Holandesa. J GastrointestinLiver Dis. dëc 2016; 25 (4): 441-5.
9. celiac-disease-english-2016.pdf [Internet]. [cйë 7 de maio de 2024]. Disponível em: https://www.worldgastroenterology.org/UserFiles/file/guidelines/celiac-disease-french-2016.pdf
10. Chand N, Mihas AA. Celiac Disease: Current Concepts in Diagnosis and Treatment (Doença Celíaca: Conceitos actuais de diagnóstico e tratamento). Journal of Clinical Gastroenterology. janeiro de 2006;40(1):3.
11. Meyer D, Shane E. Osteoporosis in a North American Adult Population With Celiac Disease (Osteoporose numa população adulta norte-americana com doença celíaca). 2001;96(1).
12. Cosnes J, Nion-Larmurier I. Complicações da doença celíaca. PathologieBiologie. 1 Abr 2013;61(2):e21-6.
13. Green PHR, Fleischauer AT, Bhagat G, Goyal R, Jabri B, Neugut AI. Risk of malignancy in patients with celiac disease. Am J Med. 15 de agosto de 2003;115(3):191-5.
14. Guennouni M, Elkhoudri N, Bourrhouat A, Hilali A. Avaliação da qualidade de vida em crianças, adolescentes e adultos com doença celíaca através de questionários específicos: Revisão. Nutrição Clínica e Mëtabolismo. 1 de outubro de 2020;34(3):194-200.
15. Zysk W, Glqbska D, Guzek D. Medos e preocupações sociais e emocionais que influenciam a qualidade de vida de pacientes do sexo feminino com doença celíaca que seguem uma dieta sem glúten. Nutrientes. outubro de 2018;10(10):1414.
16. Fera T, Cascio B, Angelini G, Martini S, Guidetti CS. Distúrbios afetivos e qualidade de vida em pacientes adultos com doença celíaca em uma dieta sem glúten. Eur J Gastroenterol Hepatol. dëc 2003;15(12):1287-92.
17. Biagi F, Andrealli A, Bianchi PI, Marchese A, Klersy C, Corazza GR. A gluten-free diet score to evaluate dietary compliance in patients with coeliac disease. Br J Nutr. 28 Sep 2009;102(6):882-7.
18. Biagi F, Bianchi PI, Marchese A, Trotta L, Vattiato C, Balduzzi D, et al. Uma pontuação

que verifica a adesão a uma dieta sem glúten: uma validação transversal e multicêntrica na vida clínica real. Br J Nutr. 28 Nov 2012;108(10):1884-8.
19. Ware J, Kosinski M, Gandek B. SF-36 Health Survey: Manual & Interpretation Guide. Lincoln, RI: QualityMetric Incorporated. 1 de janeiro de 1993;
20. Ware JE, Kosinski M, Keller SD. A 12-Item Short-Form Health Survey: Construction of Scales and Preliminary Tests of Reliability and Validity. Medical Care. março de 1996;34(3):220.
21. Haddad C, Sacre H, Obeid S, Salameh P, Hallit S. Validação da versão árabe do "12-item short-form health survey" (SF-12) numa amostra de adultos libaneses. Arch Public Health. dec 2021;79(1):56.
22. Hauser W, Gold J, Stallmach A, Caspary WF, Stein J. Development and Validation of the Celiac Disease Questionnaire (CDQ), a Disease-specific Health-related Quality of Life Measure for Adult Patients With Celiac Disease. Journal of Clinical Gastroenterology. fevereiro de 2007;41(2):157-66.
23. Guennouni M, Admou B, Elkhoudri N, Bouchrit S, Ait Rami A, Bourrahouat A, et al. Qualidade de vida dos doentes marroquinos com doença celíaca: tradução árabe, adaptação transcultural e validação do questionário da doença celíaca. Arab J Gastroenterol. Nov 2022;23(4):246-52.
24. Protocolo de estudo do projeto da Organização Mundial de Saúde para desenvolver um instrumento de avaliação da qualidade de vida (WHOQOL). Qual Life Res. Abr 1993;2(2):153-9.
25. Bradley C. Importância de diferenciar o estado de saúde da qualidade de vida. Lancet. 6 Jan 2001;357(9249):7-8.
26. Eisen GM, Locke RGI, Provenzale D. Health-Related Quality of Life: A Primer for Gastroenterologists (Qualidade de vida relacionada com a saúde: uma cartilha para gastrenterologistas). Jornal oficial do Colégio Americano de Gastroenterologia | ACG. agosto de 1999;94(8):2017.
27. Ninot G. Qualidade de vida relacionada com a saúde nas doenças crónicas. In:Bacro F, ëditeur. La qualite de vie: Approches psychologiques [Internet]. Rennes: Presses universitaires de Rennes; 2014 [citado 13 fev 2024]. p. 117-37. (Psicologias). Disponível em: https://books.openedition.org/pur/61283
28. Zingone F, Swift GL, Card TR, Sanders DS, Ludvigsson JF, Bai JC. Psychological morbidity of celiac disease: A review of the literature. Jornal de Gastroenterologia da Europa Unida. 2015;3(2):136-45.
29. Burger JPW, Van Middendorp H, Drenth JPH, Wahab PJ, Evers AWM. Qual a melhor forma de medir a qualidade de vida na doença celíaca? Uma validação e comparação de medidas de qualidade de vida genéricas e específicas da doença. Jornal Europeu de Gastroenterologia e Hepatologia. agosto de 2019;31(8):941-7.
30. Younsi M. Health-Related Quality-of-Life Measures: Evidence from Tunisian Population Using the SF-12 Health Survey (Medidas de Qualidade de Vida Relacionadas com a Saúde: Evidências da População Tunisina Utilizando o Inquérito de Saúde SF-12). Valor em questões regionais de saúde. setembro de 2015;7:54-66.
31. Tontini GE, Rondonotti E, Saladino V, Saibeni S, De Franchis R, Vecchi M. Impact of Gluten Withdrawal on Health-Related Quality of Life in Celiac Subjects: An Observational Case-Control Study. Digestion. 2010;82(4):221-8.
32. Lee AR, Ng DL, Diamond B, Ciaccio EJ, Green PHR. Living with coeliac disease:

survey results from the U.S.A. J Hum Nutr Diet. junho de 2012;25(3):233-8.
33. Cranney A, Zarkadas M, Graham ID, Butzner JD, Rashid M, Warren R, et al. The Canadian Celiac Health Survey. Dig Dis Sci. 21 de março de 2007;52(4):1087-95.
34. C D, Berry N, Vaiphei K, Dhaka N, Sinha SK, Kochhar R. Qualidade de vida na doença celíaca e o efeito da dieta sem glúten. JGH Open. 2018;2(4):124-8.
35. Zigmond AS, Snaith RP. The Hospital Anxiety and Depression Scale. Ata Psychiatr Scand. junho de 1983;67(6):361-70.
36. H??user W, Gold J, Stein J, Caspary WF, Stallmach A. Health-related quality of life in adult coeliac disease in Germany: results of a national survey: European Journal of Gastroenterology & Hepatology. juill 2006;18(7):747-54.
37. Dorn SD, Hernandez L, Minaya MT, Morris CB, Hu Y, Leserman J, et al. O desenvolvimento e validação de um novo inquérito sobre a qualidade de vida na doença celíaca (CD-QOL). Alimentary Pharmacology & Therapeutics. março de 2010;31(6):666-75.
38. Guyatt G, Mitchell A, Irvine EJ, Singer J, Williams N, Goodacre R, et al. A new measure of health status for clinical trials in inflammatory bowel disease. Gastroenterology. março de 1989;96(3):804-10.
39. Hallert C, Granno C, I lulten S, Midhagen G, Strom M, Svensson H, et al. Living with coeliac disease: controlled study of the burden of illness. Scand J Gastroenterol. Jan 2002;37(1):39-42.
40. Ciacci C, Iavarone A, Siniscalchi M, Romano R, De Rosa A. Psychological dimensions of celiac disease: towards an integrated approach. Dig Dis Sci. Sept 2002;47(9):2082-7.
41. Marchese A, Klersy C, Biagi F, Balduzzi D, Bianchi PI, Trotta L, et al. Qualidade de vida em doentes celíacos: validação italiana de um questionário celíaco. Eur J Intern Med. Jan 2013;24(1):87-91.
42. Casellas F, Rodrigo L, Molina-Infante J, Vivas S, Lucendo AJ, Rosinach M, et al. Adaptação transcultural e validação do Inquérito de Qualidade de Vida na Doença Celíaca (CD-QOL), um questionário específico para medir a qualidade de vida em pacientes com doença celíaca. Rev EspEnferm Dig. 2013;105(10):585-93.
43. Pouchot J, Despujol C, Malamut G, Ecosse E, Coste J, Cellier C. Validação de uma versão francesa do "Questionário de Qualidade de Vida da Doença Celíaca". Assassi S, ëditeur. PLoS ONE. 2 de maio de 2014;9(5):e96346.
44. Aksan A, Mercanligil SM, Hauser W, Karaismailoglu E. Validação da versão turca do Celiac Disease Questionnaire (CDQ). Health Qual Life Outcomes. 19 de junho de 2015;13:82.
45. Pratesi CP, Hauser W, Uenishi RH, Selleski N, Nakano EY, Gandolfi L, et al. Qualidade de Vida de Pacientes Celíacos no Brasil: Tradução, Adaptação Cultural e Validação de Questionário. Nutrientes. 25 ago 2018;10(9):1167.
46. Barzegar F, Pourhoseingholi MA, Rostami-Nejad M, Gholizadeh S, Malekpour MR, Sadeghi A, et al. Adaptação transcultural e validação da versão persa do Questionário da Doença Celíaca (CDQ); um questionário específico para medir a qualidade de vida dos doentes iranianos. Galen Med J. 2018;7:e1106.
47. Selleski N, Zandonadi RP, Milde LB, Gandolfi L, Pratesi R, Hauser W, et al. Avaliação da Qualidade de Vida de Pacientes Adultos com Doença Celíaca na Argentina: Da Validação do Questionário à Avaliação. Int J Environ Res Public Health. 26 de setembro de 2020;17(19):7051.
48. Lobao C, Goncalves R, Monteiro BR. Desenvolvimento da versaoportuguesa do

questionário de doença celíaca. SOCIAL REVIEW International Social Sciences Review / RevistaInternacional de CienciasSociales [Internet]. 6 de março de 2013 [cИё 15 fëvr 2024];2(1). Disponível em: https://journals.eagora.org/revSOCIAL/article/view/1229
49. Chaves C, Raposo A, Zandonadi RP, Nakano EY, Ramos F, Teixeira-Lemos E. Perceção da Qualidade de Vida em Doentes Celíacos Portugueses: Um Estudo Transversal Utilizando o Celiac Disease Questionnaire (CDQ). Nutrientes. 24 Abr 2023;15(9):2051.
50. Harnett JE, Myers SP. Qualidade de vida em pessoas com sintomas contínuos de doença celíaca, apesar da adesão a uma dieta rigorosa sem glúten. Sci Rep. 24 Jan 2020;10(1):1144.
51. Zingone F, Iavarone A, Tortora R, Imperatore N, Pellegrini L, Russo T, et al. A tradução italiana da escala de qualidade de vida específica da doença celíaca em pacientes celíacos em dieta sem glúten. DigLiver Dis. fëvr 2013; 45 (2): 115-8.
52. Casellas F, Rodrigo L, Lucendo AJ, Fernandez-Banares F, Molina-Infante J, Vivas S, et al. Benefício na qualidade de vida relacionada à saúde da adesão à dieta sem glúten em pacientes adultos com doença celíaca. Rev EspEnferm Dig. Abr 2015;107(4):196-201.
53. Lee AR, Wolf R, Contento I, Verdeli H, Green PHR. Doença celíaca: a associação entre qualidade de vida e participação na rede de apoio social. J Hum Nutr Diet. junho de 2016;29(3):383-90.
54. Mahadev S, Gardner R, Lewis SK, Lebwohl B, Green PH. Quality of Life in Screen-detected Celiac Disease Patients in the United States (Qualidade de vida em doentes com doença celíaca detectada por rastreio nos Estados Unidos). J Clin Gastroenterol. 2016;50(5):393-7.
55. Tennyson CA, Simpson S, Lebwohl B, Lewis S, Green PHR. Interesse na terapia médica para a doença celíaca. Therap Adv Gastroenterol. Sep 1, 2013;6(5):358-64.
56. Moreno MDL, Sanchez-Munoz D, Sousa C. Qualidade de vida em adolescentes e adultos com doença celíaca: da validação do questionário de doença celíaca recém-espanhol à avaliação em um estudo de base populacional. Front Nutr. 31 de maio de 2022;9:887573.
57. Gazmararian JA, Williams MV, Peel J, Baker DW. Health literacy and knowledge of chronic disease. Patient Educ Couns. Nov 2003;51(3):267-75.
58. Roy A, Mehra S, Kelly CP, Tariq S, Pallav K, Dennis M, et al. The association between socioeconomic status and the symptoms at diagnosis of celiac disease: a retrospective cohort study. Therap Adv Gastroenterol. 1 Jul 2016;9(4):495-502.
59. Paarlahti P, Kurppa K, Ukkola A, Collin P, Huhtala H, Maki M, et al. Preditores de sintomas persistentes e redução da qualidade de vida em pacientes com doença celíaca tratados: um grande estudo transversal. BMC Gastroenterol. dëc 2013;13(1):75.
60. Ebert EC. A tiroide e o intestino. J Clin Gastroenterol. julho de 2010;44(6):402-6.
61. Ramfrez-Cervantes KL, Remes-Troche JM, del Pilar Milke-Garda M, Romero V, Uscanga LF. Caraterísticas e factores relacionados com a qualidade de vida em pacientes mestiços mexicanos com doença celíaca. BMC Gastroenterology. 22 Jan 2015;15(1):4.
62. Castilhos AC, Goncalves BC, Macedo E Silva M, Lanzoni LA, Metzger LR, Kotze LMS, et al. AVALIAÇÃO DA QUALIDADE DE VIDA EM PACIENTES CELIAC DO SUL DO BRASIL. Arq Gastroenterol. Set 2015;52(3):171-5.
63. Hauser W, Stallmach A, Caspary WF, Stein J. Predictors of reduced health-related quality of life in adults with coeliac disease. Aliment PharmacolTher. março de 2007;25(5):569-78.
64. Johnston SD, Rodgers C, Watson RGp. Qualidade de vida na doença celíaca detectada por rastreio e típica e o efeito da exclusão do glúten da dieta: European Journal of

Gastroenterology & Hepatology. dëc 2004;16(12):1281-6.
65. Roos S, Karner A, Hallert C. Psychological well-being of adult coeliac patients treated for 10 years. Dig Liver Dis. março de 2006;38(3):177-80.
66. Viljamaa M, Collin P, Huhtala H, Sievanen H, Maki M, Kaukinen K. Justifica-se o rastreio da doença celíaca em grupos de risco? Um seguimento de catorze anos com especial incidência na adesão e na qualidade de vida. Aliment PharmacolTher. 15 de agosto de 2005;22(4):317-24.
67. Guennouni M, El Khoudri N, Bourrouhouate A, Hilali A. Disponibilidade e custo dos produtos sem glúten nos supermercados e plataformas de comércio eletrónico marroquinos. BFJ. 3 janv2022;124(1):1-13.
68. Pourhoseingholi MA, Rostami-Nejad M, Barzegar F, Rostami K, Volta U, Sadeghi A, et al. O fardo económico fez da doença celíaca uma condição cara e desafiadora para os pacientes iranianos. GastroenterolHepatolBed Bench. 2017;10(4):258-62.
69. Reembolso para produtos sem glúten [Internet]. [cИë 18 fisvr 2024]. Disponível em: https://www.afdiag.fr/au-quotidien/remboursement-des-produits-sans-gluten/
70. Coeliac UK [Internet]. [cИë 18 fëvr 2024]. Prescrições. Disponível em: https://www.coeliac.org.uk/information-and-support/coeliac-disease/once-diagnosed/prescriptions/
71. Fundação para a Doença Celíaca [Internet]. [cИë 18 fëvr 2024]. Políticas em todo o mundo. Disponível em: https://celiac.org/gluten-free-living/global-associations-and-políticas/políticas-em-todo-o-mundo/

# 7 APÊNDICES

**APÊNDICE 1: Caraterísticas sociodemográficas, anamnésicas e clínicas dos pacientes**

السن

الجنس □ :ذكر □ /أنثى

الحالةالمدنية □ :عازب(ة□ / )متزوج(ة □ / )مطلق(ة / )□ارمل(ة

المستوىالاجتماعيوالاقتصادي حسبالدخلالشهري □ :دون المتوسط(أقلمن 500 دينارفيالشهر) □متوسطبين (500 و

دينارفيالشهر )□ /فوقالمتوسط(أكثرمن 1500 دينارفيالشهر 1500

المستوىالدراسي □ :إبتدائي □ /ثانوي □ /جامعي

مكانالاقامة □ :المدينة □ /الريف

هلتدخن : □نعم □ /لا

هليعانيأحدافراد عائلتكمنهذاالمرض : □نعم □ /لا

هلتعانيمنإحدىأمراضالمناعةالذاتية □ :مرضالسكري □ /أمراضالغددالدرقية □ /مرضإلتهابالكبدالمناعيالذاتي /

لاأعانيمنأيمرضمناعةذاتيةآخر□

كمكانعمركلمااكتشفتمرضك

ماهية مدةتطورمرضك

❖ APÊNDICE 2: PONTUAÇÃO DE BIAGI :

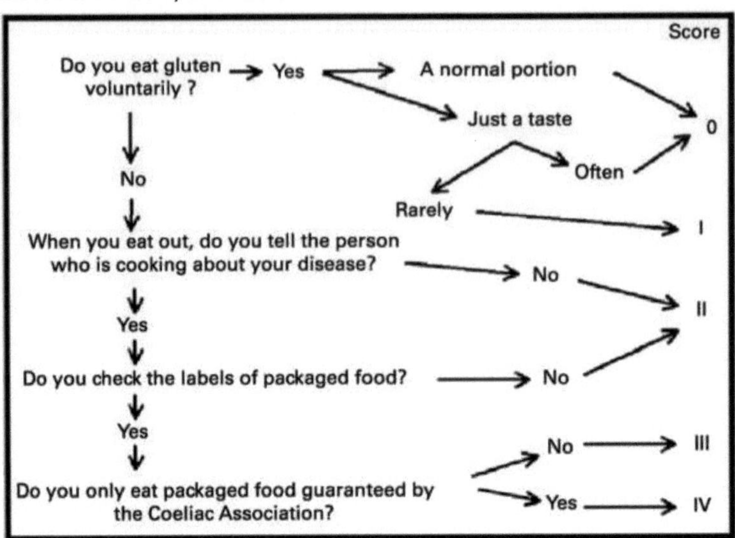


- ❖ ***0 e I***: Sem acompanhamento pelo RSG
- ❖ ***II***: Acompanhamento do RSG, mas com erros significativos que têm de ser corrigidos
- ❖ ***III e W***: Controlo rigoroso do RSG.

## ❖ ANEXO 3: VERSÃO ÁRABE DO SF-12

يدور هذا المسح حول عدد من الأسئلة والاستفسارات حول صحتك وتساعد هذه المعلومات التالية في متابعة حالتك الصحية ومدى قدرتك على القيام بأنشطتك العادية.

الرجاء الاجابة على كل سؤال وذلك من خلال اختيار الاجابة المناسبة كما هو مبين . واذا لم تكن متأكدا حول اجابة سؤال ما ، فالرجاء اعطاء الاجابة الأقرب للصحيح ما أمكن ذلك .

1. بصفة عامة يمكنك القول بأن صحتك(حالتك الصحية):

| ممتازة | جيدة جدا | جيدة | حسنة (لا بأس بها) | ضعيفة |
|---|---|---|---|---|
| ☐ | ☐ | ☐ | ☐ | ☐ |

الأسئلة التالية تدور حول الأنشطة التي يمكنك القيام بعملها في يومك العادي . هل تحد حالتك الصحية الآن من هذه الأنشطة ؟
اذا كانت الاجابة بنعم ،الى اي مدى ؟

| | نعم(محدودة) كثيرا | نعم تحدها قليلا | لا تحدها مطلقا |
|---|---|---|---|
| 2. الأنشطة المعتدلة، مثل تحريك طاولة ، دفع ماكينة تنظيف(مكنسة كهربائية )، لعب الكرة الشاطئية، لعب البولنج | ☐ | ☐ | ☐ |
| 3. صعود عدة طبقات من الدرج | ☐ | ☐ | ☐ |

خلال الأربع أسابيع الماضية هل واجهت أي من المشاكل التالية في عملك او في أي من نشاطاتك اليومية المنتظمة الأخرى نتيجة لحالتك الصحية .

| | نعم | لا |
|---|---|---|
| 4. انجزت في عملك او نشاطاتك أقل مما كنت تصبو اليه (أو تريده). | ☐ | ☐ |
| 5 . كانت محدودة في نوعية العمل او انشطة أخرى | ☐ | ☐ |

خلال الأربع أسابيع الماضية ،هل واجهت اي من المشاكل التالية في عملك او انشطتك اليومية المعتادة الأخرى نتيجة لأي مشاكل نفسية(او مشاكل عاطفية مؤثرة) مثل (الشعور بالاكتئاب او القلق)

| | نعم | لا |
|---|---|---|
| 6. انجزت أقل مما كنت تصبو اليه او (تريده او تود) | ☐ | ☐ |
| 7. لم اقم بالعمل او انشطة أخرى بدقة (باهتمام وحذر)كالمعتاد | ☐ | ☐ |

8.خلال الأربع أسابيع الماضية ،الى اي مدى اثر ما تشعر به من ألم في عملك اليومي (بما في ذلك عملك خارج وداخل المنزل)

| لا البتة | قليلا جدا | بصورة متوسطة | كثيرا ما | بشدة |
|---|---|---|---|---|
| ☐ | ☐ | ☐ | ☐ | ☐ |

الأسئلة التالية تتعلق بشعورك وكيف كانت تبدو لك الأشياء خلال الأربع أسابيع الأخيرة ، الرجاء اعطاء الاجابة الأقرب لما كنت تشعر به :
كم هي المدة الزمنية خلال الأربع أسابيع الماضية التي :

| | كل الوقت | معظم الوقت | الكثير من الوقت | بعض الوقت | قليلا من الوقت | لاشيء من الوقت |
|---|---|---|---|---|---|---|
| 9. التي شعرت فيها بالهدوء والأمن | ☐ | ☐ | ☐ | ☐ | ☐ | ☐ |
| 10. كان لديك كثيرا من الطاقة | ☐ | ☐ | ☐ | ☐ | ☐ | ☐ |
| 11. هل شعرت بأي احباط أو انكسار | ☐ | ☐ | ☐ | ☐ | ☐ | ☐ |

12.خلال الأربع أسابيع الأخيرة ،الى أي مدى أثرت حالتك الصحية او النفسية في أنشطتك الاجتماعية (مثل زيارة الأقارب او الأصدقاء ...الخ)

| كل الوقت | معظم الوقت | بعض الوقت | قليلا من الوقت | لاشيء من الوقت |
|---|---|---|---|---|
| ☐ | ☐ | ☐ | ☐ | ☐ |

❖ **ANEXO 4: VERSÃO ÁRABE DO CDQ :**

❖ .1كم مرة خلال الأسبوعين الماضيين تأثرت حياتك بالحاجة المفاجئة لزيارة الحمام بسبب الإسهال ؟

| كل الوقت 1 | 2 معظم الوقت | 3 قدرا كبيرا من الوقت | 4 بعض الوقت | 5 القليل من الوقت | 6 بالكاد في أي وقت | 7 أبدا |
|---|---|---|---|---|---|---|

❖ .2كم مرة خلال الأسبوعين الآخرين شعرت بالإرهاق البدني أو التعب ؟

| كل الوقت 1 | 2 معظم الوقت | 3 قدرا كبيرا من الوقت | 4 بعض الوقت | 5 القليل من الوقت | 6 بالكاد في أي وقت | 7 أبدا |
|---|---|---|---|---|---|---|

❖ 3. كم مرة خلال الأسبوعين الآخرين شعرت(ي) بالإحباط أو نفاذ الصبر أو الاضطراب ؟

| كل الوقت 1 | 2 معظم الوقت | 3 قدرا كبيرا من الوقت | 4 بعض الوقت | 5 القليل من الوقت | 6 بالكاد في أي وقت | 7 أبدا |
|---|---|---|---|---|---|---|

❖ 4. كم عدد المرات خلال الأسبوعين الآخرين رفضت أو تجنبتدعوة لتناول العشاء مع الأصدقاء أو الأقارب بسبب مرضك بالسلياك ؟

| كل الوقت 1 | 2 معظم الوقت | 3 قدرا كبيرا من الوقت | 4 بعض الوقت | 5 القليل من الوقت | 6 بالكاد في أي وقت | 7 أبدا |
|---|---|---|---|---|---|---|

❖ 5. كم مرة خلال الأسبوعين الآخرين كان لديك براز رخو؟

| كل الوقت 1 | 2 معظم الوقت | 3 قدرا كبيرا من الوقت | 4 بعض الوقت | 5 القليل من الوقت | 6 بالكاد في أي وقت | 7 أبدا |
|---|---|---|---|---|---|---|

❖ 6. ما مقدار الطاقة الفكرية التي كانت لديك خلال الأسبوعين الماضيين؟

| كل الوقت 1 | 2 معظم الوقت | 3 قدرا كبيرا من الوقت | 4 بعض الوقت | 5 القليل من الوقت | 6 بالكاد في أي وقت | 7 أبدا |
|---|---|---|---|---|---|---|

❖ 7. كم مرة خلال الأسبوعين الآخرين كنت تشعر(ين) بالقلق من أن أطفالك يمكن أن يرثوا أو قد ورثوا مرضك بالسلياك ؟

| كل الوقت 1 | 2 معظم الوقت | 3 قدرا كبيرا من الوقت | 4 بعض الوقت | 5 القليل من الوقت | 6 بالكاد في أي وقت | 7 أبدا |
|---|---|---|---|---|---|---|

❖ 8. كم مرة خلال الأسبوعين الماضيين انزعجت من تشنجات أو مغص في بطنك؟

| كل الوقت 1 | 2 معظم الوقت | 3 قدرا كبيرا من الوقت | 4 بعض الوقت | 5 القليل من الوقت | 6 بالكاد في أي وقت | 7 أبدا |
|---|---|---|---|---|---|---|

❖ 9. هل واجهت خلال الأسبوعين الآخرين أي صعوبات في الأنشطة الترفيهية أو الرياضة بسبب مرضكبالسلياك؟

| كل الوقت 1 | 2 معظم الوقت | 3 قدرا كبيرا من الوقت | 4 بعض الوقت | 5 القليل من الوقت | 6 بالكاد في أي وقت | 7 أبدا |
|---|---|---|---|---|---|---|

❖ 10. كم مرة خلال الأسبوعين الآخرين كنت تشعر(ين) بالاكتئاب أو الإحباط خلال ؟

| كل الوقت 1 | 2 معظم الوقت | 3 قدرا كبيرا من الوقت | 4 بعض الوقت | 5 القليل من الوقت | 6 بالكاد في أي وقت | 7 أبدا |
|---|---|---|---|---|---|---|

❖ 11. كم مرة خلال الأسبوعين الآخرين كنت تعاني (ين)من تورم أو انتفاخ البطن ؟

| كل الوقت 1 | 2 معظم الوقت | 3 قدرا كبيرا من الوقت | 4 بعض الوقت | 5 القليل من الوقت | 6 بالكاد في أي وقت | 7 أبدا |
|---|---|---|---|---|---|---|

❖ 12. الناس الذين يعانون من مرض السيلياك أو الاضطرابات الهضمية غالبا ما يكون لديهم مخاوف وتوجسات متعلقة بمرضهم. كم مرة خلال الأسبوعين الآخرين كنتقلق(ة) أو خائف(ة) من الإصابة بالسرطان كنتيجة لمرضك بالسيلياك ؟

| كل الوقت 1 | 2 معظم الوقت | 3 قدرا كبيرا من الوقت | 4 بعض الوقت | 5 القليل من الوقت | 6 بالكاد في أي وقت | 7 أبدا |
|---|---|---|---|---|---|---|

❖ 13. كم مرة خلال الأسبوعين الآخرين تأثرت بشعور تفريغ الأمعاء غير المكتمل ؟

| كل الوقت 1 | 2 معظم الوقت | 3 قدرا كبيرا من الوقت | 4 بعض الوقت | 5 القليل من الوقت | 6 بالكاد في أي وقت | 7 أبدا |
|---|---|---|---|---|---|---|

❖ **14. كم مرة خلال الأسبوعين الآخرين شعرتبالاسترخاء وعدم التوتر؟**

| كل الوقت 1 | 2 معظم الوقت | 3 قدرا كبيرا من الوقت | 4 بعض الوقت | 5 القليل من الوقت | 6 بالكاد في أي وقت | 7 أبدا |
|---|---|---|---|---|---|---|

❖ **15. كم مرة خلال الأسبوعين الأخيرين شعرتبالعزلة أو الإقصاء من قبل الآخرين بسبب مرضك بالسيلياك؟**

| كل الوقت 1 | 2 معظم الوقت | 3 قدرا كبيرا من الوقت | 4 بعض الوقت | 5 القليل من الوقت | 6 بالكاد في أي وقت | 7 أبدا |
|---|---|---|---|---|---|---|

❖ **16. كم من الوقت خلال الأسبوعين الأخيرين شعرت بالدموع أو الغضب؟**

| كل الوقت 1 | 2 معظم الوقت | 3 قدرا كبيرا من الوقت | 4 بعض الوقت | 5 القليل من الوقت | 6 بالكاد في أي وقت | 7 أبدا |
|---|---|---|---|---|---|---|

❖ **17. كم مرة خلال الأسبوعين الماضيين عانيت من التجشؤ المتكرر؟**

| كل الوقت 1 | 2 معظم الوقت | 3 قدرا كبيرا من الوقت | 4 بعض الوقت | 5 القليل من الوقت | 6 بالكاد في أي وقت | 7 أبدا |
|---|---|---|---|---|---|---|

❖ **18. إلى أي مدى خلال الأسبوعين الآخرين قيّد مرض السيلياك نشاطك الجنسي ؟**

| كل الوقت 1 | 2 معظم الوقت | 3 قدرا كبيرا من الوقت | 4 بعض الوقت | 5 القليل من الوقت | 6 بالكاد في أي وقت | 7 أبدا |
|---|---|---|---|---|---|---|

❖ **19. كم مرة خلال الأسبوعين الماضيين عانيت من الغثيان أو محاولة التقيء؟**

| كل الوقت 1 | 2 معظم الوقت | 3 قدرا كبيرا من الوقت | 4 بعض الوقت | 5 القليل من الوقت | 6 بالكاد في أي وقت | 7 أبدا |
|---|---|---|---|---|---|---|

❖ **20. كم مرة خلال الأسبوعين الأخيرين شعرت أن أشخاص مهمين مثل أفراد عائلتك أو أصدقائك أبانوا عن عدم فهم لمرضك بالسيلياك؟**

| كل الوقت 1 | 2 معظم الوقت | 3 قدرا كبيرا من الوقت | 4 بعض الوقت | 5 القليل من الوقت | 6 بالكاد في أي وقت | 7 أبدا |
|---|---|---|---|---|---|---|

❖ **21. ما مدى رضاك أو سعادتك أو انبساطك في حياتك الشخصية خلال الأسبوعين الماضيين؟**

| كل الوقت 1 | 2 معظم الوقت | 3 قدرا كبيرا من الوقت | 4 بعض الوقت | 5 القليل من الوقت | 6 بالكاد في أي وقت | 7 أبدا |
|---|---|---|---|---|---|---|

❖ **22. كم مرة خلال الأسبوعين الأخيرين شعرتأن الزملاء أو الرؤساء أبانوا عن عدم فهم لمرضك بالسيلياك؟**

| كل الوقت 1 | 2 معظم الوقت | 3 قدرا كبيرا من الوقت | 4 بعض الوقت | 5 القليل من الوقت | 6 بالكاد في أي وقت | 7 أبدا |
|---|---|---|---|---|---|---|

❖ **23. كم مرة خلال الأسبوعين الماضيين شعرت بمحدوديتك في التدريب المهني أو في وظيفتك بسبب مرضك بالسيلياك ؟**

| كل الوقت 1 | 2 معظم الوقت | 3 قدرا كبيرا من الوقت | 4 بعض الوقت | 5 القليل من الوقت | 6 بالكاد في أي وقت | 7 أبدا |
|---|---|---|---|---|---|---|

❖ **24. كم مرة خلال الأسبوعين الأخيرين شعرت أن صعوبة الحصول على طعام خالٍ من الغلوتين تثقل كاهلك؟**

| كل الوقت 1 | 2 معظم الوقت | 3 قدرا كبيرا من الوقت | 4 بعض الوقت | 5 القليل من الوقت | 6 بالكاد في أي وقت | 7 أبدا |
|---|---|---|---|---|---|---|

❖ **25. كم مرة خلال الأسبوعين الأخيرين شعرتأن المشاكل المتعلقة بتمويل الأطعمة الخالية من الغلوتين أو غيرها من علاج الاضطرابات الهضمية (على سبيل المثال ، التكاليف ، والوصفات الطبية ، و التعويضات) تثقل كاهلك؟**

| كل الوقت 1 | 2 معظم الوقت | 3 قدرا كبيرا من الوقت | 4 بعض الوقت | 5 القليل من الوقت | 6 بالكاد في أي وقت | 7 أبدا |
|---|---|---|---|---|---|---|

❖ **26. كم عدد المرات خلال الأسبوعين الماضيين عانيت من نقص الخبرة في مرض السيلياك من طرف أطبائك؟**

| كل الوقت 1 | 2 معظم الوقت | 3 قدرا كبيرا من الوقت | 4 بعض الوقت | 5 القليل من الوقت | 6 بالكاد في أي وقت | 7 أبدا |
|---|---|---|---|---|---|---|

❖ 27. كم مرة خلال الأسبوعين الماضيين كنتقلقا (ة) من أن مرض السيلياك تم تشخيصه بعد فوات الأوان؟

| كل الوقت 1 | 2 معظم الوقت | 3 قدرا كبيرا من الوقت | 4 بعض الوقت | 5 القليل من الوقت | 6 بالكاد في أي وقت | 7 أبدا |
|---|---|---|---|---|---|---|

❖ 28. كم مرة خلال الأسبوعين الماضيين عانيت من الخوف من الفحوصات الطبية فيما يتعلق بمرض السيلياك ، على سبيل المثال سحب الدم أو المنظار الباطني

| كل الوقت 1 | 2 معظم الوقت | 3 قدرا كبيرا من الوقت | 4 بعض الوقت | 5 القليل من الوقت | 6 بالكاد في أي وقت | 7 أبدا |
|---|---|---|---|---|---|---|

❖ APÊNDICE 5: questionário SF-36 :

| **1. Em geral, diria que a sua saúde é..:** | |
|---|---|
| Excelente | 1 |
| Muito bom | 2 |
| Bom | 3 |
| Justo | 4 |
| Pobres | 5 |
| **2. Em relação a um ano atrás,** | |
| Muito melhor agora do que há um ano | 1 |
| Um pouco melhor agora do que há um ano | 2 |
| Mais ou menos o mesmo | 3 |
| Um pouco pior agora do que há um ano | 4 |
| Muito pior agora do que há um ano | 5 |

3. Os itens seguintes referem-se a actividades que pode realizar durante um dia normal. O seu estado de saúde limita-o agora nestas actividades? Em caso afirmativo, em que medida?

**(Circule um número em cada linha)**

| | **Sim, muito limitado (1)** | **Sim, um pouco limitado (2)** | **Não, Não limitado de todo (3)** |
|---|---|---|---|
| a. **Actividades vigorosas,** como correr, levantar objectos pesados, participar em desportos extenuantes | 1 | 2 | 3 |
| b. **Actividades moderadas,** como mover uma mesa, empurrar um aspirador, jogar bowling ou golfe | 1 | 2 | 3 |
| c. Levantar ou transportar mercearias | 1 | 2 | 3 |
| d. Subir **vários** lanços de escadas | 1 | 2 | 3 |
| e. Subir **um** lanço de escadas | 1 | 2 | 3 |
| f. Dobrar-se, ajoelhar-se ou inclinar-se | 1 | 2 | 3 |
| g. Caminhar **mais de um quilómetro** | 1 | 2 | 3 |
| h. Andar **vários quarteirões** | 1 | 2 | 3 |
| i. Andar **um quarteirão** | 1 | 2 | 3 |
| j. Tomar banho ou vestir-se | 1 | 2 | 3 |

4. Durante **as últimas 4 semanas,** teve algum dos seguintes problemas no seu trabalho ou noutras actividades diárias regulares **devido à sua saúde física?**

**(Circule um número em cada linha)**

| | **Sim** | **Não** |
|---|---|---|

| | (1) | (2) |
|---|---|---|
| a. Reduzir o tempo gasto no trabalho ou noutras actividades | 1 | 2 |
| b. **Realizou menos** do que gostaria | 1 | 2 |
| c. Foram limitados no **tipo de** trabalho ou outras actividades | 1 | 2 |
| d. Teve **dificuldade em** realizar o trabalho ou outras actividades (por exemplo, foi necessário um esforço adicional) | 1 | 2 |

5. Durante **as últimas 4 semanas,** teve algum dos seguintes problemas com o seu trabalho ou outras actividades diárias regulares **em resultado de problemas emocionais** (como sentir-se deprimido ou ansioso)?

**(Circule um número em cada linha)**

| | Sim | Não |
|---|---|---|
| a. Reduzir o tempo gasto no trabalho ou noutras actividades | 1 | 2 |
| b. **Realizou menos** do que gostaria | 1 | 2 |
| c. Não fez o trabalho ou outras actividades **com o cuidado** habitual | 1 | 2 |

| **6. Durante as últimas 4 semanas, em que medida a sua saúde física ou problemas emocionais interferiram com as suas actividades sociais normais com a família, amigos, vizinhos ou grupos?** | |
|---|---|
| De modo algum | 1 |
| Ligciramente | 2 |
| Moderadamente | 3 |
| Bastante | 4 |
| Extremamente | 5 |
| **7. Quantas dores corporais teve durante as últimas 4 semanas?** | |
| Nenhum | 1 |
| Muito ligeiro | 2 |
| Suave | 3 |
| Moderado | 4 |
| Grave | 5 |
| Muito grave | 6 |
| **8. Durante as últimas 4 semanas, em que medida é que a dor interferiu com o seu trabalho normal (incluindo o trabalho fora de casa e o trabalho doméstico)?** | |
| De modo algum | 1 |
| Um pouco | 2 |
| Moderadamente | 3 |
| Bastante | 4 |
| Extremamente | 5 |

Estas perguntas são sobre como se sente e como as coisas têm estado consigo **durante**

**as últimas 4 semanas.** Para cada pergunta, dê a resposta que mais se aproxima da forma como se tem sentido **(faça um círculo à volta de um número em cada linha).**

9. Durante **as últimas 4 semanas,** quanto tempo

| | UA da época | A maior parte do tempo | Uma boa parte do tempo | Em parte do tempo | Um pouco do tempo | Em nenhum momento |
|---|---|---|---|---|---|---|
| a. Sentiu-se cheio de energia? | 1 | 2 | 3 | 4 | 5 | 6 |
| b. Já foste uma pessoa muito nervosa? | 1 | 2 | 3 | 4 | 5 | 6 |
| c. Já te sentiste tão em baixo que nada te animava? | 1 | 2 | 3 | 4 | 5 | 6 |
| d. Sentiu-se calmo e tranquilo? | 1 | 2 | 3 | 4 | 5 | 6 |
| e. Tinha muita energia? | 1 | 2 | 3 | 4 | 5 | 6 |
| | **A toda a hora** | **A maior parte do tempo** | **Uma boa parte do tempo** | **Em parte do tempo** | **Um pouco do tempo** | **Em nenhum momento** |
| f. Já se sentiu desanimado e triste? | 1 | 2 | 3 | 4 | 5 | 6 |
| g. Sentiu-se esgotado? | 1 | 2 | 3 | 4 | 5 | 6 |
| h. Já foste uma pessoa feliz? | 1 | 2 | 3 | 4 | 5 | 6 |
| i. Sentiu-se cansado? | 1 | 2 | 3 | 4 | 5 | 6 |

| **10. Durante as últimas 4 semanas, em que medida é que a sua saúde física ou problemas emocionais interferiram com as suas actividades sociais (como visitar amigos, familiares, etc.)? (Circule um número)** | |
|---|---|
| A toda a hora | 1 |
| A maior parte do tempo | 2 |
| Em parte do tempo | 3 |
| Um pouco do tempo | 4 |
| Em nenhum momento | 5 |

**11. Até que ponto cada uma das seguintes afirmações é VERDADEIRA ou FALSA para si (faça um círculo à volta de um número em cada linha)**

| | Definitivamente Verdadeiro | Principalmente verdadeiro | Não sei | Principalmente falso | Definitivamente Falso |
|---|---|---|---|---|---|
| a. Parece que adoeço um | 1 | 2 | 3 | 4 | 5 |

| | | | | | |
|---|---|---|---|---|---|
| pouco mais facilmente do que as outras pessoas | | | | | |
| b. Sou tão saudável como qualquer outra pessoa que conheço | 1 | 2 | 3 | 4 | 5 |
| c. Espero que o meu estado de saúde piore | 1 | 2 | 3 | 4 | 5 |
| d. A minha saúde é excelente | 1 | 2 | 3 | 4 | 5 |

## ❖APÊNDICE 6: HADS (Escala Hospitalar de Ansiedade e Depressão)

| Pontuação | Ansiedade | Pontuação | Depressão |
|---|---|---|---|
| | Sinto-me tenso ou nervoso: | | Tenho prazer nas mesmas coisas que costumava ter |
| 3 | a maior parte do tempo | 0 | Sim, tanto quanto |
| 2 | □ frequentemente | 1 | Nem por isso |
| 1 | □ de vez em quando | 2 | Só um bocadinho |
| 0 | □ nunca | 3 | □ quase não mais |
| | Tenho uma sensação de medo como se algo algo horrível ia acontecer-me | 0 | Rio-me facilmente e vejo as coisas pelo lado positivo. □ tanto como no passado |
| 3 | Sim, muito claramente | 1 | □ não tanto como antes |
| 2 | Sim, mas não importa | 2 | □ muito menos do que antes |
| 1 | Um pouco, mas isso não me preocupa | 3 | de modo algum |
| 0 | de modo algum | | |
| | Estou preocupado: | | Estou de bom humor: |
| 3 | □ muito frequentemente | 3 | □ nunca |
| 2 | □ muitas vezes | 2 | □ raramente |
| 1 | □ ocasionalmente | 1 | □ muitas vezes |
| 0 | □ muito ocasionalmente | 0 | a maior parte do tempo |
| | Eu peйx para me sentar calmamente sem fazer nada e sentir-se relaxado: | 3 | Sinto-me como se estivesse parado: □ quase sempre |
| 0 | Sim, aconteça o que acontecer | 2 | □ muito frequentemente |
| 1 | sim, em geral | 1 | □ às vezes |
| 2 | □ raramente | 0 | □ nunca |
| 3 | □ nunca | | |
| | Tenho uma sensação de medo e o meu estômago está a dar voltas. nó: | 3 | Já não me interessa a minha aparência: de modo algum |
| 0 | □ nunca | 2 | Não lhe presto tanta atenção como deveria |
| 1 | □ às vezes | | Talvez já não lhe preste tanta atenção |
| 2 | □ muitas vezes | 1 | Presto-lhe tanta atenção como no passado |
| 3 | □ muito frequentemente | 0 | |
| | Estou inquieto e não consigo estar quieto: Sim, é absolutamente o caso | | Estou ansioso por fazer certas coisas: П tanto como antes |
| 3 | □ um pouco | 0 | □ um pouco menos do que antes |
| 2 | □ não cortiço | 1 | □ muito menos do que antes |
| 1 | de modo algum | 2 | □ quase nunca |
| 0 | | 3 | |
| | Tenho súbitas sensações de pânico: □ muito frequentemente | | Eu gosto de um bom livro ou de uma boa emissão radiofónica ou televisiva : |
| 3 | □ muitas vezes | 0 | □ frequentemente |
| 2 | □ não muito frequentemente | 1 | □ às vezes |
| 1 | □ nunca | 2 | □ raramente |
| 0 | | 3 | □ muito raramente |
| | ■® **Pontuação total de ansiedade** | | **Pontuação total de depressão** |

Cada resposta corresponde a um número. Somando estes números, obtém-se uma pontuação total por coluna (ansiëtë e dëpressiòn). Se a pontuação de uma coluna for superior ou ёдal a 11, isso significa que sofre de ansiedade ou depressão (consoante a coluna em causa).

## APÊNDICE 7:QuestionárioCD-QOL

Escala CD-QOL (versão final) Inquérito CD-QOL

Por favor, pense na sua vida durante o último mês (30 dias) e observe as afirmações abaixo. Cada afirmação tem cinco respostas possíveis. Para cada afirmação, preencha uma caixa em cada linha que melhor descreva os seus sentimentos.

| | De modo algum 1 | Ligeiramente 2 | Moderadamente 3 | Bastante 4 | Um ótimo negócio 5 |
|---|---|---|---|---|---|
| 1 Sinto-me limitado por esta doença | ☐ | ☐ | ☐ | ☐ | ☐ |
| 2 Sinto-me preocupado com o facto de vir a sofrer desta doença | ☐ | ☐ | ☐ | ☐ | ☐ |
| 3 Preocupa-me que esta doença possa causar outros problemas de saúde | ☐ | ☐ | ☐ | ☐ | ☐ |
| 4 Sinto-me preocupado com o aumento do meu risco de cancro devido a esta doença | ☐ | ☐ | ☐ | ☐ | ☐ |
| 5 Sinto-me socialmente estigmatizado por ter esta doença. | ☐ | ☐ | U | ☐ | ☐ |
| 6 Sinto que estou limitado a tomar refeições com colegas de trabalho | ☐ | ☐ | ☐ | ☐ | ☐ |
| 7 Sinto que não posso comer alimentos especiais como bolo de aniversário e pizza | ☐ | ☐ | ☐ | ☐ | ☐ |
| 8 Considero que a dieta é um tratamento suficiente para a minha doença | ☐ | ☐ | ☐ | ☐ | ☐ |
| 9 Considero que não existem opções de tratamento suficientes | ☐ | ☐ | ☐ | ☐ | ☐ |
| 10 Sinto-me deprimido por causa da minha doença | ☐ | ☐ | u | ☐ | ☐ |
| 11 Sinto-me assustado por ter esta doença | ☐ | ☐ | u | ☐ | ☐ |
| 12 Sinto que não sei o suficiente sobre a doença | ☐ | ☐ | ☐ | ☐ | ☐ |
| 13 Sinto-me sobrecarregado por ter esta doença | ☐ | ☐ | ☐ | ☐ | ☐ |
| 14 Tenho dificuldade em socializar por causa da minha doença | ☐ | ☐ | ☐ | ☐ | ☐ |
| 15 Tenho dificuldade em viajar ou fazer viagens longas devido à minha doença | ☐ | ☐ | ☐ | ☐ | ☐ |
| 16 Sinto que não posso viver uma vida normal por causa da minha doença | ☐ | ☐ | ☐ | ☐ | ☐ |
| 17 Tenho medo de comer fora porque a minha comida pode estar contaminada | ☐ | ☐ | ☐ | ☐ | ☐ |
| 18 Sinto-me preocupado com o risco acrescido de um dos membros da minha família ter doença celíaca | ☐ | ☐ | ☐ | ☐ | ☐ |
| 19 Sinto que estou sempre a pensar em comida | ☐ | ☐ | ☐ | ☐ | ☐ |
| 20 Preocupa-me que a minha saúde a longo prazo seja afetada | ☐ | ☐ | ☐ | ☐ | ☐ |

## Avaliação da qualidade de vida em doentes com

**TÍTULO Doença de Calia**

**Introdução**: A doença celíaca (DC) é uma doença autoimune cuja influência na qualidade de vida (QdV) dos doentes é multidimensional, razão pela qual a sua avaliação é tão importante.

O objetivo deste estudo foi avaliar a qualidade de vida dos doentes com DC e determinar os factores associados à sua deterioração.

**Método**: Realizámos um estudo transversal descritivo e analítico durante um período de três meses, de 1 de outubro a 31 de dezembro de 2023, incluindo 100 doentes membros da Associação Tunisina da Doença Celíaca. A QV foi avaliada através de dois questionários válidos disponíveis em árabe: um questionário geral (o SF-12) e um questionário específico para a DC (o questionário da doença celíaca (CDQ)).

**Resultados:** Foram incluídos 100 doentes, com uma média de idade de 34,5 ± 9,5 anos e um rácio de sexo (masculino/feminino) de 0,39:1. A mediana da idade de início da doença foi de 11 anos [IIQ= 2-30] com uma duração mediana de 21,5 anos [IIQ= 6,25-28]. A avaliação da adesão à dieta isenta de glúten revelou que 73 doentes (73%) não aderiram a uma dieta isenta de glúten rigorosa.

A média do score total do SF-12 foi de 26,00 ± 4,01. Todos os doentes apresentaram pontuações inferiores a 40, tanto para o score global como para as componentes mental e física, correspondendo a uma QdV alterada. A avaliação específica pelo CDQ resultou num score global médio de 123,86 ± 29,57, num score máximo de 196.

Na análise univariada, os factores associados a uma QV alterada segundo o SF-12 foram: sexo feminino (p=0,02), escolaridade não universitária (p<0,001) e história de doenças auto-imunes associadas (p=0,04). De acordo com o CDQ, as alterações foram: NSE baixo (p=0,01), escolaridade não universitária (p=0,02) e presença de antecedentes pessoais de doenças auto-imunes (p=0,02).

Os factores independentes identificados após ajustamento foram: nível de escolaridade não universitário (Beta=0,21; p=0,03; IC 95% [0,10; 3,59]) com o SF-12 e NSE baixo (Beta=0,25; p=0,04; IC 95% [1,05; 42,50]) com o CDQ.

**Conclusão:**

A DC afecta significativamente a qualidade de vida dos doentes. A baixa escolaridade e o estatuto socioeconómico contribuem mais para este comprometimento. Estes dados abrem perspectivas de intervenção psicoterapêutica em doentes com DC, com o objetivo de melhorar a sua qualidade de vida no âmbito de uma abordagem global e personalizada.

**PALAVRAS-CHAVE: Doença celíaca / Qualidade de vida / SF12 / CD-QUESTIONNAIRE**

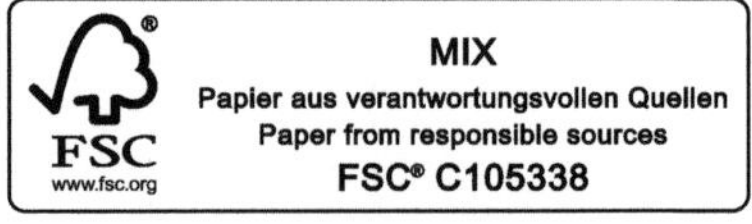


Printed by Books on Demand GmbH, Norderstedt / Germany